MENTALIZATION-BASED TREATMENT
FOR BORDERLINE PERSONALITY DISORDER
A PRACTICAL GUIDE
ANTHONY BATEMAN, PETER FONAGY

メンタライゼーション実践ガイド

境界性パーソナリティ障害へのアプローチ

アンソニー・ベイトマン, ピーター・フォナギー 著
池田暁史 監訳　東京メンタライゼーション研究会 訳

岩崎学術出版社

Mentalization-Based Treatment for Borderline Personality Disorder: A Practical Guide
by Anthony Bateman, Peter Fonagy
Copyright © Oxford University Press, 2006
First Edition was originally published in English in 2006.
This translation is published by arrangement with Oxford University Press.

目　次

日本語版への序文　vii

はしがき　xi

序　文　xv

第 1 章　メンタライゼーション入門　1
　　　　　メンタライジングとは何か　1
　　　　　メンタライジングと情動生活　3
　　　　　関連する概念　4
　　　　　メンタライゼーションに焦点を当てることの臨床的意義　9
　　　　　まとめ　11

第 2 章　メンタライゼーションモデルを用いた重症パーソナリティ障害の理解　12
　　　　　発達モデルの概要　12
　　　　　愛着の無秩序性　15
　　　　　無秩序型愛着と自己の無秩序化：よそ者的自己　15
　　　　　制御的内的作業モデル　17
　　　　　BPDにおけるメンタライゼーションの失敗　18
　　　　　愛着システムの興奮と過活性化　19
　　　　　BPDをメンタライゼーションの抑制モデルで理解する　21
　　　　　まとめ　29

第 3 章　境界性パーソナリティ障害についての見方を変える　30
　　　　　境界性パーソナリティ障害の経過の見取り図を作り直す　31

治療効果の見通しを変える　32
　　　　　医原性の害という現実　34

第4章　メンタライゼーションに基づく治療の構造　39
　　　　　治療の道筋　39
　　　　　初期　40
　　　　　「診断についての話し合い」を始める　42
　　　　　中期　59
　　　　　終期　61
　　　　　メンタライゼーションの外来での維持　63

第5章　メンタライゼーションのアセスメント　65
　　　　　メンタライゼーションのアセスメントで鍵となる諸原則　65
　　　　　対人関係の文脈におけるメンタライゼーションの包括的アセスメント　66
　　　　　メンタライゼーションのアセスメントに有益な素材を引き出すための構造化されていない方法と構造化された方法　68
　　　　　拙いメンタライゼーションとはどのようなものか？　71
　　　　　よいメンタライゼーションとはどのようなものか？　72
　　　　　アセスメントの過程で明らかになる極端に拙いメンタライゼーション　74
　　　　　困難が全般的か部分的か　75
　　　　　文脈特異的なメンタライゼーションの失敗からのゆっくりとした回復　76
　　　　　疑似メンタライゼーション　78
　　　　　具象的理解　81
　　　　　メンタライゼーションの誤用　84
　　　　　まとめ　88

第6章　対人世界および関係世界のアセスメント　89
　　　　　関係性のパターン　89
　　　　　なぜ関係のパターンを査定するのか　95
　　　　　現在と過去の関係性　96

第 7 章　治療者の姿勢　*100*
　　　　　メンタライズ的姿勢，あるいは知らないという姿勢　*101*

第 8 章　介入の諸原則　*110*
　　　　　介入の一般的特徴　*111*
　　　　　介入の臨床的道筋　*117*
　　　　　いつ，どの介入をするのか？　*119*
　　　　　基本原則――臨床例　*122*

第 9 章　メンタライジングへの焦点づけと基本的介入　*128*
　　　　　動機づけ　*129*
　　　　　立ち止まり――挑戦と切断　*135*
　　　　　基本的メンタライジング　*142*
　　　　　解釈的メンタライジング　*148*
　　　　　転移のメンタライジング　*151*

第10章　メンタライジングと集団療法　*157*
　　　　　明示的メンタライジング　*158*
　　　　　黙示的メンタライジング　*164*

第11章　よくある質問集　*173*

さらに読むとよい文献　*185*
　　　　　メンタライジングとMBTについて　*185*
　　　　　BPDに対するその他の治療アプローチについて　*185*

付　録　*187*

参考文献　*195*

監訳者あとがき　*201*

索　引　*205*

日本語版への序文

　この本では，境界性パーソナリティ障害（BPD）の臨床治療におけるメンタライジング・アプローチについて概略しています。英語の本がこうして日本語で翻訳出版されるということは，メンタライジングという概念の幅の広さを証明しています。それはつまり，精神分析家から神経科学者まで，子どもの発達研究者から遺伝学者まで，そして実存哲学者から現象学者まで，非常に多くの領域の人々の興味や関心を搔き立てているということです。おそらく，この用語が驚くほど人気を集め，広範に使用される理由を部分的に説明しているのは，明らかに異なる分野の知識の提唱者にとって有用であるという概念がもつ能力でしょう。しかしいまでは，この概念は文化の境界を越えて適用可能なようです。それはおそらく，メンタライジングが人間性の中核に位置しているからです。つまり，志向的精神状態に基づいて自分自身の行為や他者の行為を理解しようとするときに，自分自身や他者の精神状態に注意を向ける能力のことです。文化的，社会的規範が，この真に人間的なプロセスを支えています。実際，省察的な思考を言葉にして表明することは通常，適応的であり，非常に価値が高く幅広い文化的成果を生み出す可能性が高いのです。しっかりと確立され，文化的に影響されたメンタライジングがなければ，建設的で共有された社会的相互作用や，堅固な自己意識，関係における相互性，個人的な安心感はありえません。

　最近では，自分を取り巻く社会環境や文化に関連して，対人関係上で共有され合意された社会的現実に調和した方法で，自らを精神的に想像する人間の能力が精神衛生の鍵であることが明らかになってきました。この能力がなければ，個人は疎外感や孤独感を経験し，調和のとれた相互作用は脅かされ，社会はバラバラになります。行為は予測不能になります。私たちが行為を予測できるのは，私たちが機能的な自己感を発達させ，協力的で意味のある方法で他者と意思疎通を取ることのできる存在であるということに関して，私たちの想像力や語り（ナラティヴ）と他者の想像力や語り（ナラティヴ）との間に合理的な調和があるからです。これが意味

することのひとつは，首尾一貫した自己感や適応的な関係性の創造を支える社会的コミュニケーション課題を遂行することができるためには，私たちがメンタライズする方法が重要であるということです。メンタライジングが主要な構成要素である社会的想像力が社会的現実と充分に足並みを揃えていない場合，私たちは自分自身や他者のこころについて，不正確であったり不適応的に拡散したりするような方法で考えてしまいがちになります。これがBPDの中核です。BPDの患者は，社会的な手がかりを不正確に解釈し，自分は根無し草であるという感覚をもち，他人とは違うと感じ，拒絶されて当然と思い，温かな社会的包摂の存在を疑っています。要するに，BPDとは，社会的相互作用や対人関係の点で個人に重大な結果を及ぼし，したがって文化的境界からはみ出してしまうメンタライジングの障害なのです。メンタライゼーションに基づく治療（MBT）に関するこの本で述べているのは，メンタライジングの問題に焦点を当てることが，個人が自分の想像力や自己についての語り（ナラティヴ）と他者の想像力や自己についての語り（ナラティヴ）とを再調整するのをいかに手助けするのかということです。そうすることによって初めて，BPDの患者は他者と建設的で相互に促進的な関係を築くことができるのです。

　当初，MBTの独創性は，精神療法の諸介入をひとつにまとめ上げたことと，臨床家がメンタライジングの強化を試みる際の相当に粘り強いやり方に仕立て上げたことにあると考えられていました。その２つのうちの後者こそが，メンタライジング療法とその他の精神療法とを識別する唯一の最も重要な要素であり続けています。メンタライジング療法の目的は，それがどのような文脈で行われているかにかかわらず，メンタライジングのプロセスを強化することです。メンタライジングの治療者は，認知的再構成に従事しません。洞察を与えるために仕事をしません。そして，行動を直接変えようとはしません。焦点が置かれるのは，こころのプロセスであり，こころのプロセスが生じているときにそれを内省し反映（リフレクト）する患者の能力を促進することです。これは，患者や臨床家がメンタライジングに焦点を当てるときに他の変化が生じないという意味ではありません。認知および行動の変化はMBTで起こりますし，メンタライジング療法を受けている患者は根底にある意味を認識し，なぜ自分はこうであるのかの原因を同定します。しかし，変化はほとんどおまけとして起こります。つまり，それはメンタライジングの変化の結果であって，プラスの副作用とでもいうようなものです。また，概念が幅広く，一群の基本的な心理プロセスに対する総称のようなものであるということもその理由となります。

当初，その概念の幅広さ，およびメンタライジングに焦点を当てた結果として生じる精神機能の変化の範囲の幅広さのおかげで，私たちは精神療法における多くの共通因子のひとつとしてメンタライジングを理解していました。すべての精神療法は，その焦点がどのようなものであれ，その中でメンタライゼーションが発達し，ときには花開くような相互作用による愛着のマトリックスを再構築する可能性を共有しています。メンタライジングの正の変化——これは介入の副産物として刺激されるものですが——は，治療標的とは無関係に，認知，情動および行動におけるさらなる変化の触媒として作用します。つまり，メンタライジングが次のメンタライジングを生み，より健康的な心理機能を生むのです。そうなる場合もあるでしょうが，メンタライジングがさまざまな治療における変化の機制であるといっているわけではありません。しかし，患者のこころの中にこころをもつという視点によって，あらゆる治療努力がより効率的になるということは示唆されるでしょう。これは急進的な提案ではありません。もし患者が自分の主観的なこころの状態が理解されていると感じるならば，患者は治療行為を受け入れる可能性が高いのです。
　このメンタライジングの触媒モデルは，いくつかの理由から控えめすぎるものかもしれません。その根拠は，愛着関係の文脈でメンタライジングに特有の欠損を有する個人が，精神保健上の診断，すなわちパーソナリティ障害の基準に至るということです。精神障害のDSM-5分類において，リフレクティヴ能力と自己感は，単にBPDの一部だけでなく，すべてのパーソナリティ障害に共通する潜在的要因と考えられています。パーソナリティ障害は，自己同一性の感覚と対人機能の能力の発達上の失敗と定義されており，例えば，メンタライジングの重要な側面である他者表象の統合の貧弱さによって示唆されます。このように，メンタライジングの問題に由来する自己の無秩序感や対人関係の機能障害は，パーソナリティ障害それ自体の強力な基準であり，BPDという限られた領域をはるかに超えた重要性をもっているようです。これは，MBTが反社会性パーソナリティ障害や不安―回避性パーソナリティ障害の治療に適応されてきたことからも明らかです。第二に，メンタライジングは発達の構成要素であり，例えば小児期から思春期への移行のように，発達上の節目を首尾よく達成する上で重要なものです。その発達における歪みは，パーソナリティ障害に留まらない可能性が高く，直接対処されるメンタライジングの諸問題から利益を得るような他の個人がいるかもしれません。最後に，文化的文脈における臨床的な意味があります。これは，個人の歪んだ社会的想像力に焦点を当

てることを超えるものです。バランスのとれたメンタライゼーションの維持に合理的に寄与しない社会環境において，臨床家はどのようにして個人のメンタライゼーションを支援できるのでしょうか？　私たちの患者の多くは非メンタライジングな社会環境や家庭環境で暮らしています。そこで上手く適応し生き延びるためには，報復的な非メンタライズ的対応を採用することが求められます。もし社会環境が，（敵対的もしくは非常に孤立し分裂した社会で）他者のこころに接触する機会が欠如していたり文化的機能を支えているかもしれない認知が歪んでいたりすることによって，私たちの社会的想像力の調整を支援しないとしたらどうなるでしょうか？　私たちは，メンタライジングのより広範な社会的状況とそれを支援する私たちの連帯責任とが，将来のメンタライジング・プロジェクトの中核になることを望んでいますし，そうなることを信じています。この翻訳はそのプロジェクトの一部なのです。

2019年6月

アンソニー・ベイトマン MA, FRCPsych
アンナ・フロイト・センター・コンサルタント
ロンドン大学ユニバーシティ・カレッジ客員教授
コペンハーゲン大学名誉客員教授（精神療法）

はしがき

　メンタライゼーションに基づく治療（MBT）に関する最初の著作『メンタライゼーションと境界パーソナリティ障害——MBTが拓く精神分析的精神療法の新たな展開——』（Bateman and Fonagy, 2004）では，私たちが境界例患者を治療する際に用いる理論と実践の全体像を解説した．しかしその内容の長さ，深さ，幅広さにかかわらず，臨床家は別の物を求めていることがすぐ明らかになった．それは私たちが日々実際に行っていることにより絞った，恐らくもう少し明確な説明であった．そのため私たちは，前著の手軽な手引書となるような，より簡潔で実践的な解説書を書くことにした．こうして書かれたのが本書である．この追加の実践ガイドが，日々の臨床実践において私たちが実際に何をし，何を話しているのかについて，わかりやすく，利用しやすく，まとまった解説書となることを望んでいる．それによりMBTに興味を持っている読者が，机や教室から離れてクリニックや治療のセッションに臨むに際し，これからやることがMBTからそうかけ離れたものではないとの自信をもてるようにと願っている．

　ところで，MBTに関心をもっている読者のなかで，私たちが本書から最も多くを得て欲しいと願っている人たちとはどういった人たちであろうか．MBTは私たちの臨床現場において，看護師やその他の精神保健専門職の手によって実践されており，そのほとんどが正式な訓練を受けた精神療法家ではない．この本は彼らのために書かれている．訓練を受けていなくても精神科での危機管理を経験している熱心な臨床家が，この方略や技法を知り，それをどう境界性パーソナリティ障害の治療に用いるのか理解できるように書こうとしてみた．一方，より経験のある治療者にも，自分の臨床と私たちの勧めを比べることで，この解説書が役立つと感じて欲しいと思う．

　私たちの性格上避けようのないことであったが，ポケットサイズにする目論みであった本書は，当初の構想を越えて膨らんでしまった．私たちの散漫さに辛抱強く秩序をもたらしてくれたリズ・アリソンに感謝している．この本がた

じろぐほど長くなく，現場の知恵や常識に満ちたものになったのは，彼女の努力の賜物である。この目的のため，多くの臨床例を実際のやり取りとともに盛り込んである。その多くが日常の臨床に典型的なものであるが，できる限り実際に話された内容を取り入れた。私たちは正式な出典を付けないことにした。このことは私たち両者に少なからぬ居心地の悪さを引き起こした（あるいはピーター・フォナギーにとってよりそうであったかもしれない）が，結局この本は実用書であり，私たちの方法は前著や，自著論文において完全な出典が付されている。しかしながら，難解な箇所については，読者の助けとなるよう，この本の末尾に出典を付け加えている（「さらに読むとよい文献」を参照）。

　MBT に関する臨床セミナーの需要が止むことなく，プレゼンテーション，ワークショップ，実習などの準備に追われたことは，この本を書くのに役立った。私たちに意見や提案，批判を，そしてついには実際の臨床経験を提供してくれた参加者全てに感謝している。これによって一方では混乱しているところが明確になり，概念をより詳細に説明できるようになった。他方では私たちの矛盾が明らかになった。私たちは可能な限り不整合を修復しようとしたが，そうすることで否応なく別の不整合を作ったかもしれない。

　また，他の治療モデルの経験を積んだ臨床家からも助けを得られた。彼らは境界例患者の治療にきわめて熟達していた。メンタライジングと他のモデルを比較する際，私たちの理解が行き届いていない点について有益な指摘をしてくれた。これによりさらに議論が進み，私たちの方法が力動的対人関係療法，認知分析療法，転移焦点化療法とかなり共通することが明らかとなった。ゆえに，こうしたモデルで訓練を受けた臨床家が，私たちの手法に違和感を覚えることはありそうにない。また患者との治療同盟を発展させ，不和決裂を話し合って乗り越える経験を積んできた臨床家には，私たちの介入の多くについて身に覚えがあるであろう。境界例患者の治療計画を立てる臨床家はすべからく，純粋主義から実用主義に転ずるよう強いられるようである。また皆それぞれが，重要なのは内容よりも治療過程に焦点づけることだと認識している。中でも，ジョン・アレン，ドーン・ベイルズ，ジョン・クラーキン，グレン・ギャバード，ジョン・ガンダーソン，シグムント・カルテル，モーテン・キオルブ，オットー・カンバーグ，ラッセル・ミアレス，アンソニー・ライル，フランク・イェオマンス，ロエル・ヴェルフールに感謝したい。メンタライジングの方略と技法に疑問を示し，ときに異論を示してくれたこと，そして代表的な精神療法的介入に熱心に取り組んでくれていることに感謝する。

最後に再び強調しておきたいことは，私たちの治療アプローチが新規性や革新性を欠いており，ある程度，日常的に用いられている治療技法を再提案したものに過ぎないことである。これらの治療技法は，人間とは何かを定義する上で核となる基本的能力，すなわちメンタライジングを発揮させるために用いられてきたものである。調査や臨床実践に際して，私たちはシンプルに「こころの中にこころを保持すること」を，注意深い研究の対象とした。そして私たちは，境界例患者のはなはだしく苦痛な経験を理解する際に，同じことをしていただきたいと願っている。境界例患者の治療において確実なことは何一つない。効果的な治療に必要な数多くの治療者の特性の中に，個人的資質としての柔軟性や，矛盾に耐える能力がある。これら両方の特性をもって，この本を読み，また私たちの考えや方法を臨床実践に用いていただきたい。もしそれができれば，患者のこころの変化を助けることができるのみでなく，自分自身のこころが変わることを楽しめるようになるであろう。私たちは学びを深める度に，方法を修正，変化させてきたし，それを続けようと望んでいる。読者にも同じことをして欲しいと思う。そしてより効果的な方略を発展させるための叩き台として，メンタライジングを用いていただきたい。

アンソニー・ベイトマン
ピーター・フォナギー
ロンドン，2006年3月

序　文

　20年近く前，ある都市で境界性パーソナリティ障害のワークショップを行うよう招待されたことを思い出す．その招待者はワークショップを「青年期の慢性患者」と名付けてよいかと私に尋ねてきた．私は少し驚いて，そのような題名は不当な治療的ニヒリズムを仄めかしはしないかと答えた．しかしながら後になって考えると，招待者がこのようなタイトルを考えたのにはそれなりの理由があった．1960年代，ロイ・グリンカーのシカゴチームによる最初期の実証研究によると，境界例患者はフォローアップ中，ほとんど変化しないままでいることがわかった．彼らは悪化もしなければ改善もしていなかったのである．

　その後の後ろ向き追跡研究ではいくらか希望が見出されたが，そのような患者の転機は，数カ月や数年ではなく数十年単位で考えるべきものとして議論されてきた．さらに分析的志向を持つ治療者達は大体において十数年に渡りこのような患者と苦闘しており，ときには大きな改善がないままであった．またこのような患者の一部は自殺の危険性の高さゆえに，しばしば長期精神分析的入院治療が必要と判断された．

　20年後のいま，境界例患者の治療や予後についての見方は大きく変わった．体系的な精神療法プログラムが開発され，無作為化比較試験によって，それらの効果が証明されてきた．入院治療を大幅に減らすことができ，治療効果は数十年単位ではなく，月単位あるいは年単位で見られるのである．そのような治療のひとつがメンタライゼーションに基づく療法（MBT）［訳注：本書ではmentalization-based treatmentを「メンタライゼーションに基づく治療」，mentalization-based therapyを「メンタライゼーションに基づく療法」と訳し分けている］であり，このすばらしい本の著者であるアンソニー・ベイトマンとピーター・フォナギーによって開発されたものである．本書は治療の理論と実践を説明した2004年の著作の続編であり，思慮深く体系的にこの技法を用いたいと願っている臨床家のために実践的な「勘どころ」を提供するものである．

　著者らの境界例患者に対するアプローチは，多くの力動的治療者のそれに大

幅な修正を加えたものであるが，その主張の仕方は極めて控えめである。自らが提供しているものには何ら新規性がないと強調し，長年用いられている技法を借用していることを認めている。メンタライジングは精神力動的治療の元来の基礎である，意味を作り出していくことに類似していると言う。しかし彼らは，外傷を受けた境界例患者が有する愛着やメンタライジングの問題についての理論的理解に基づいて，その技法を磨き上げ，ついに本書においてこれまでにないほど明確に表現した。

　筆者らは治療契約という概念を避けるが，それは患者の不安定なメンタライジング能力のため，ある心的状態の下では契約に同意するが，続いて訪れる全く異なった心的状態の下では，進んでそれを無視することをよく理解しているからである。また筆者らは，力動的治療では通常ない類の透明性を持つことを勧める。彼らは定式化を書き出してそれを患者に示すことを勧める。そうすることで，病理の性質と対応法の理解に本当に協力して取り組むことができる。筆者らの技法のうちいくつかの要素は，精神分析的訓練を受けた治療者にとって真に直観に反するものである。例えば筆者らは過去と現在を因果的に関連させる介入を強く戒める。また彼らは治療関係の中でエナクトされる自己─対象の対らしきものを解釈するよりも，転移の扱いを先延ばしにすることを勧める。治療者は無意識の不安を探索するよりも意識された内容に留まるべきだと強調し，治療者と患者の会話において内容よりも過程に注意を払う。介入は簡潔にして要点をついているべきである。治療者は自分の言葉が愛着システムを活性化させないように心掛ける。焦点は現在の文脈における感情に当てるようにする。治療者は自傷行為と自殺について行動を直面化するのではなく，患者のこころに何が起こっているのかに焦点を当てることで，価値判断する態度を避ける。経験を積んだ治療者ほど，進んで聖域を手放す必要があるだろう。例えば，治療目標は洞察をもたらすことではない！

　ベイトマンとフォナギーの最新の業績は，混沌とした境界例の精神病理を整理することに四苦八苦している治療者にとっておおいに役に立つことだろう。治療者は自身のこころの中に患者のイメージを作っては壊し，壊してはまた作ることに全力を傾けるのがよい。治療者はまた自分自身を理解し，謙虚な姿勢で治療に臨まなくてはならない。「知らないこと」という姿勢が必須となる。患者と治療者は互いに，どちらが正しくてどちらが間違っているかを主張し合うことなく，それぞれの視点を共有する。治療者はメンタライジングに反する態勢に陥る自身の傾向に注意を払う必要がある。治療者は自身の逆転移を観察

し，エナクトメントの前兆を探る。そして必要な際は進んで「止まり，巻き戻し，探す」。1970年代初頭にコフートが勧めたのとまさに同様に，ベイトマンとフォナギーも治療関係で起きるあらゆる不和に，治療者自身が果たした役割を率直に認めるべきであると示唆する。患者と治療者はその不和に先立って何が起こっていたのか注意深く振り返り，損傷を回復するためお互いのベストを尽くす。

本書にはメンタライゼーションをアセスメントするための素晴らしい章が設けられている。境界例患者の治療では，メンタライゼーションは文脈に依存するし，セッションごとにまったく違って見えるため，アセスメントの過程は簡単ではない。それにも関わらず，詳細な質問のリストは，自分や他者のこころを想像する患者の能力全体を適切にアセスメントする道筋を治療者に与えてくれる。著者らはまた多数の図や表を盛り込み，本書をさらに親しみやすいものにしている。

私はとりわけ，最終章の「よくある質問集」を気に入っている。なぜなら，私がこの本を最後まで読み進めたとき，まさにそこに載っているたくさんの疑問が私の頭から離れないでいたからである。支持的療法とMBTの共通点は何か。MBTは母親を悪者にしたてるものなのか。メンタライジングは全ての治療法に共通の要素なのか。この本の終わり近くまで辿り着いた読者の内的状態を見事にメンタライズしている著者らは，その他多くの疑問に思慮深く答えている。

私たちは皆辛い経験の中で，精神療法を書物のみから学ぶことが不可能であることを学んでいる。それにもかかわらず，このような「ハウツー」本はスーパーヴァイザーや最も頼りになる教師である患者から学んだ知識を積み上げるための土台を提供してくれる。本書は初心者と経験ある治療者の双方にとって，境界例患者との難しくもやりがいある旅路に希望をもたらす地図の役割を果たすだろう。私は著者らの地図を作る技術と叡智に敬意を表したい。

グレン・O・ギャバード M. D.
ベイラー医科大学
ブラウン財団精神分析講座長
および精神科教授
2006年7月

第1章 メンタライゼーション入門

　この章ではメンタライゼーションの概念を定義し，それを共感や心理的資質のような，臨床家にとってよりなじみのある概念と関連させてゆく。概念を定義した後，臨床への適用範囲について検討し，また精神療法の本質と結びつけていきたい。

メンタライジングとは何か

　メンタライジングとは簡単には，自分自身あるいは他者の精神状態に焦点を当てること，特に行動の説明の際にそうすることを意味している。精神状態が行動に影響するというのは疑いようのないことである。私たちが何をするかを決定するのは，意識の内にあるか外にあるかに関わらず，信念，願望，感情や思考である。

　行動を他者の精神状態から説明することは，物理的環境的側面からの説明に比べて説得力が弱いものである。後者のほうがずっと曖昧さが少ないのは，物理的世界はたやすく変化しないからである。メンタライズする姿勢をとり，別の可能性を考えただけで信念が変化することもある。こころに焦点を当てると，物理的状況に焦点を当てるときに比べ，結論がおよそ不確かなものになる。それは現実そのものでなく，現実の表象を扱っているにすぎないからである。私たちは他者の精神状態についての間違った信念に基づいて行動することで，ときに悲劇を招くことがある。中世ではある人を悪魔憑きと信ずることが，その人を生きたまま火あぶりにする十分な根拠となっていた。今日では，ある人をテロリストと信じることも，その人の生命を奪う十分な根拠となることがある。

　メンタライゼーションはほとんどが前意識的で，かつ想像的なこころの活動である。ここで想像的という理由は，他者が何を考え何を感じているかについては想像しなければならないということである。人それぞれ生きてきた歴史や想像力に違いがあり，それが他者の精神状態について異なる結論を導くので，

メンタライゼーションは均質ではない。ときには，自分自身の体験を理解するためにも想像を広げる必要があるかもしれない。情緒的負荷のかかる出来事や，意識して起こしたわけではない不合理な反応において特にそうである。

　メンタライズする姿勢をもつ，つまり自分自身や他者にこころがあることを想像するためには，精神状態を表象するシステムが必要である。おそらくメンタライジングには多数の大脳皮質系が関わっているが，確実なのは前頭前野内側部（おそらく傍帯状領域）の活動と関連していることである（Gallagher and Frith, 2003）。注意過程や情動反応を司る脳神経系も含め，いくつかの脳神経系がメンタライジングの異なる側面に関連していそうである（Fonagy and Bateman, 印刷中を参照）。

　精神疾患に苦しむ患者の治療に携わる者が，こころの状態に焦点を当てることは一見当たり前のようである。しかし実際のところ，日々臨床作業に携わる私たちでさえ，クライエントにこころがあることを簡単に忘れてしまえる。例えば多くの生物学的精神科医にとって，歪んだ期待や自己表象という側面から考えるよりも，神経伝達物質の不均衡という側面から考えるほうが楽である。心理的な問題をもった子どもの親は，その問題が遺伝的素因あるいは社会環境から直接生じたものであるという理解を好むことがある。精神療法家でさえ，疾患やその治療に関する患者の見解について根拠のない想定をすることがあり，そうなると介入は患者の生き生きとした主観的体験とのつながりを失うことになる。デネット（Dennett, 1987）の「これほど親しみやすく，同時に奇妙なも

表1.1　メンタライジングとは何か

◆メンタライジングは，行動を志向的精神状態と結びつけて知覚し解釈することと定義される。

◆メンタライジングは，精神状態が人間の行動に影響を与えるという仮定に基づいている。

◆メンタライジングには，行動が生じた状況についての注意深い分析が必要である。

◆メンタライジングには，以前の行動パターンについての注意深い分析が必要である

◆メンタライジングには，個人が晒されてきた体験の分析が必要である。

◆メンタライジングは，複雑な認知過程を必要とするにもかかわらず，ほとんどが前意識的である。

◆精神状態（例：信念）は，物質的世界の特徴とは異なり，たやすく変化する。

◆メンタライズして得られるものに焦点を当てることは，物理的環境に焦点を当てることに比べ，より間違いやすい。それは現実そのものではなく，現実の表象にすぎないからである。

◆メンタライジングは，想像的なこころの活動である

のが，こころ以外にあるであろうか」という表現は言いえて妙である。

　アレン（Allen, 印刷中）は「メンタライゼーション」という言葉よりも「メンタライジング」という言葉を用いたほうが，それができたりできなかったりするものであることを示せるのでより好ましいと示唆している。彼はメンタライジングを，「行動を志向的精神状態と結びつけて知覚し解釈すること」と定義している。私たちは物理的，心理的に共にいる人の精神状態に注意を払うのであり，その意味でメンタライジングはすぐれて社会的な構成概念である。同時に，私たちは一時的に共にいる人の「こころ」を知覚し損なうことがあり，瞬間的に彼らを物として扱うこともある。以前に私たちは，身体への暴力を行うためには，暴力を振るう相手がこころをもつ可能性を意図的に排除する必要があると考えたことがある（Fonagy, 2004）。特定の関心や信念を持った個人としてではなく，物理的対象，あるいは異質な社会集団の一員と考えることでそうするのである。

メンタライジングと情動生活

　精神分析の同僚は，私たちがメンタライジングを強調していることについて，あまりにも認知に焦点を当てすぎているとの批判をしてきた。これは誤解である。メンタライゼーションは手続き的で，ほとんどが非意識的である。つまりメンタライゼーションは，私たちを取り巻く数々の社会的出来事に対する反応として起こり，そのほとんどが意識的な制御を受けず，自動的である。それは認知的なだけではなく，認知的側面が情動的側面と密接に結びついている。メンタライジングはその大部分が直観的かつ迅速な情動反応である。自分の感情や，他者の感情についての印象から，行動の裏にある精神状態について多くの情報が得られる（Damasio, 2003）。ある相互作用から情緒的なものを感じ取ると，いくつかの信念の中から比較的複雑なものを選びやすい。例えば，ある個人に怖さを感じると，その人に敵意について比較的複雑な考えを定式化するであろう。

　メンタライジングはまた，情動を調節するのに役立つ。情動は特定の願望や欲求の達成や達成失敗に直接関係している。それゆえ，目標や欲求が達成されたという信念は必然的に情動反応を生じる。子どもは知識や信念を理解できるようになる前から，情動状態を理解できる。乳幼児は生得的に，信頼している大人から世界について学ぶ傾性をもつ（Gergely and Csibra, 2003）。ある特定

の体験について大人の情動を感じ取ると，それが乳幼児にとって体験が安全なのかどうかの手がかりになる。さらに一般的には，子どもは世界についてのあらゆる知識を，信頼している他者のこころを通して受け取ろうとする。

　メンタライジングの非意識的側面は見過ごされやすい。会話を続けるといった簡単なことでも話し相手のこころの状態をモニターする必要がある。流れるように相手の情動を知覚し反応することで，会話は円滑になる。ステイマー＝クラウスら（Steimer-krause et al., 1990）はその独創的な研究において，私たちが自動的に話し相手の情動状態を反映し，その過程の中で自らの姿勢，表情，声の調子を調節することを示した。そのため，統合失調症でない人が統合失調症患者と日常会話をしているときの顔の表情を見ることで，慢性統合失調症患者に特徴的な感情の平板化を診断することができる。統合失調症でない人が相手の診断を知らなかったとしてもである。

　自分自身の行為についての黙示的メンタライゼーションは，ある情動状態であり（Damasio, 2003），自分自身が行動主体であるという感覚に特徴づけられている（Marcel, 2003）。一般的に，行動が精神状態によって引き起こされているという気づきは，連続性や制御の感覚をもたらし，行動主体もしくは「私性」という主観的体験，すなわち同一性の感覚の中核となるものを生み出す。私たちは情動における体験と知識の同時性をメンタライズされた感情認識と呼んできた。多くの力動的治療は，情動状態に留まり，その状態を意味あるものと理解しつつ，感情を意識化することを目的としている。私たちは，メンタライズされた感情認識は情動調節にとって決定的であると信じている。つまりこれがないと，感情を特定し，調節し，表出する能力が明らかに弱まるのである（Fonagy et al., 2002）。アレン（Allen, 2006）によると，メンタライジングには行動主体的自己とつながっているという内省以前の感覚，すなわち「情動的で，行動する主体であるという自己感覚をもっている」ことが暗黙のうちに含まれている。

関連する概念

共　感

　多くの治療者，特に自己心理学や来談者中心療法の背景をもつ人々は，共感はメンタライジング概念と重なり合うと考えているし，同義語であるとさえ考えている。共感という概念の厳密な定義は，「他者の感情や動機づけに同

一化し理解すること，もしくは自分自身の感情をある対象に帰属させること」(American Heritage Dictionary) である。しかしこの用語は最も一般的には，他者の苦しみの情動状態に気づき同調することという狭い意味で用いられている。

ガレスら (Gallese et al., 2004) は，共感は神経のミラー機制を介して生じると強く主張した。その機制は他者の行為や情動を内的に複製することで，その意味の直接理解を可能にする。彼らは行為と感情のそれぞれにおいて，自分がある行為をしたときと，他者が同じ行為をしたのを見たときとで，同じ神経が活性化するような神経系が存在すると示唆している。ガレスらによれば，この発見が示唆しているのは，私たちは直接体験的に他者のこころを把握するので，概念的推論を通じて他者の状態を推察する必要がないということである。

この仮定の最初の根拠はマカク属のサルから得られたものであったが，最近の研究では，広範な行為に反応し「共鳴」するヒトのミラーニューロンシステムからの根拠が見出されている。そのデータは私たちが他者の行為をみるとき，自分がその行為をなすときと同じ部分の運動系の神経回路が活性化していることを示している。同様に，ある情動（嫌悪）を体験する際に活性化する脳領域（島）は，他人が同じ情動を顔に表しているのを観察する際にも活性化する (Wicker et al., 2003)。このことが示唆しているのは，社会的認知の基本要素の理解は，通常は自分自身が個人的に経験する行為や情動に関わっている神経構造の活性化に依存しているということである。

この共感についての定式化はあまりに機械論的で，メンタライゼーション概念とはやや違った現象について言及している。しかしながらプレストンとデ・ワール (Preston and de Waal, 2002) は，ミラーニューロンに関する知見に基づき共感の理論を前進させた。ミラーニューロンはその全てが主体と対象との状態を一致させることに関わる。一方，彼らの定義する認知的共感は情動を一致させるだけでなく，共有した体験の表象を取り扱う想像的能力を必要とする。私たちにはメンタライゼーションがミラーニューロンとは別の脳神経系であるように思えるが，プレストンとデ・ワールの記述する高次の共感は，本書で推し進める概念と明確に重なり合っている。

結局，一般に用いられる共感という用語をそのままメンタライゼーションの同義語として用いるには，2つの根本的な限界があると考える。第一に，ガレスらが用いる共感もしくはシミュレーションの概念は，他者の状態を理解するために，他者の状態に当てはめられるような自己の状態をすでに認識している

ことを前提としている。つまり自分のメンタライゼーションが先行していると見做さなくてはならない。第二にガレスらが考察した共感は，直接的，前概念的な一致を強調し，リフレクティブもしくは概念的な側面を明確に除外している。

心理的資質 Psychological mindedness

アップルバウム（Applebaum, 1973）は心理的資質を，行為を思考や感情に関連づける能力と定義した。この定義はデネットの志向姿勢intentional stanceの定義，すなわち人々の行為を精神状態に基づいて解釈することという定義ときわめて類似している。しかしながら精神療法研究者のマッカランとパイパー（McCallun and Piper, 1996）は，力動的あるいはこころの中の要素を同定し，それを個人の困難と関連づける能力を呼ぶためにこの用語を用いた。

注目に値する例外はあるものの（例えばFarber, 1985），心理的資質は自分自身をメンタライズする能力に絞った概念である。つまり，共感が主として他者を精神状態の面から理解することである一方，心理的資質という用語はおそらくそのルーツが精神療法にあるからか，一般に自己理解のためにメンタライジングを用いることに使われてきた。

メンタライジング概念に含まれている洞察への感受性という観念と，心理的資質概念との間に密接なつながりがあるのは不思議なことではない。この関係は単純に，双方の概念の起源が精神分析にあるからとも考えられる。あるこころの哲学者は，フロイトの心的決定論はメンタライゼーション概念をこころの非意識的部分へ拡張することに等しいと示唆している。すなわち，無意識の信念は意識的なものと同様に，行為の強力な決定因であるということである（Hopkins, 1992; Wollheim, 1995）。いずれにしても心理的資質はメンタライジングの一側面であり，主体の気づきの外にある決定因によって行動を説明する傾向を示している。

マインドマインデッドネス Mind-mindedness

愛着の分野は急速にメンタライゼーションを構成概念のひとつとして取り入れている。二つの発見が愛着の安定性とメンタライゼーションとを結びつけている。第一に，親自身の愛着史について親が示したメンタライゼーション能力の高さが，その子どもの愛着の安定性を予測する（Fonagy et al., 1991; Slade et al., 2005）。第二に，安定した愛着史をもつ子どもはより早期にメンタライ

ゼーションを獲得する（Fonagy et al., 1997; Meins et al., 2002）。

　数々の研究機関がメンタライゼーションと愛着とのつながりを発見している（ハイファのDavid Oppenheim，イングランド，ダハムのElizabeth Meins，ニューヨークのArietta Slade）。エリザベス・メインは，生後6カ月の時点で乳児との「会話」に精神状態を表す言葉を多く用いている母の乳児は，1歳の時点で安定した愛着をもちやすいことを観察し，これを記述するため「母親のマインドマインデッドネス」という用語を造った。同様にオッペンハイム（Koren-Karie et al., 2002）は，母親と子どものやり取りを記録したビデオについて母親に語らせる際，子どもの愛着が安定していると，精神状態を表す言葉が多くなることを見出した。

　これらの発見は，マインドマインデッドネスが安定した愛着の絆の形成にとって重要な促進因子であることを示している。母親のマインドマインデッドネスは明らかに，愛着関係という文脈に限定された子どもへのメンタライゼーションである。誰かのメンタライジングの対象であると感じられていることは，明らかに子どものメンタライジング能力を高める。

マインドフルネス Mindfulness

　マインドフルネスは仏教の禅哲学を起源にもつ構成概念である。これはいまの体験へ鋭く意識を向けることを意味している。禅は，それぞれの瞬間はそれ自体，完全で完璧であり，変えることよりも，受容すること，辛抱すること，承認することが治療的な焦点であると教える（Hayes et al., 2004）。この元々の意味は精神状態に対してのみに限定されたものではないが，アレン（Allen，印刷中）が指摘するように，マインドフルネスのある側面は心理過程への感受性を意味している。この構成概念の核心には，思考は単に思考であって，「あなた」や「現実」ではないという認識がある。この認識が思考の作り出す歪んだ現実から患者を自由にする。

　マインドフルネスが見出した重要領域に，弁証法的行動療法（DBT, Linehan, 1987）や，うつ病の再発予防のための認知行動療法（Teasdale et al., 2000）などの認知行動アプローチへの応用がある。このようにマインドフルネスはメンタライゼーションと関連してはいるが，より広い概念でもある。マインドフルネス概念が示す開かれた態度は，まさにメンタライゼーション概念でも示唆されている。しかしマインドフルネスは精神世界だけでなく，物質と解釈されている事象にも適用される。

象徴化，移行空間，および「第3の態勢」

メンタライジングという構成概念は意味形成meaning-makingに非常に近い。事実，臨床家が象徴化を語るほとんどの場合，ある物を表象するために別の物を用いる能力（この用語の厳密な意味）を意味してはおらず，精神状態を言葉にする際の流暢性を意味している。つまり，象徴化能力の欠如や具象性といった用語はそのほとんどが，行動を説明する際に内的状況に言及せず，物理的環境を語るばかりになることを記述するために用いられている。象徴化は私たちが現実と共に遊ぶ能力と呼んできたもの，すなわち現実を表象として取り扱う能力と重なり合っている。

このように定義された象徴化は，発達上先行する2つの機能モードを結びつけるものである。これらのモードは精神分析の文献で，象徴化の失敗の徴候として提示されることがある（表1.2参照）。心的等価モードpsychic equivalence modeは一般に2～3歳児にみられ，そこでは内界と外界，象徴と象徴されているもの，内的現実と外的現実の区別が崩れている。第5章で詳しく説明されるように，心的等価では精神状態の具象的な理解が優勢である。一方のプリテンド・モードpretend modeでは，内的現実と外的現実はその間に何の繋がりもないものとされており，2つを無理に繋げようとすると想像が制止される。プリテンド・モードでの思考は，後に私たちが疑似メンタライゼーションと呼ぶものの大部分の土台となる。疑似メンタライゼーションでは，精神状態は説

表1.2 メンタライゼーションに先行する主観的体験のモード

◆心的等価 psychic equivalence
- こころと世界の同型性：心的現実＝外的現実→内界が外界と等しい地位と力を持っている
- 恐ろしい考えが現実と感じられると，こころの主観的体験は恐るべきものとなる（フラッシュバック）
- 代わりの見方に耐えられない（「あなたが私を拒絶したいためにドアを閉めたと私が考えたなら，あなたが私を拒絶したいということなのだ」）
- 自分にまつわる否定的な認知はあまりにも現実的と感じられる

◆プリテンド・モード pretend mode
- 考えは内的現実と外的現実の橋渡しとならない：心的世界は外的現実と分離している
- 外傷を受けての空虚感，無意味感，解離に関係する
- 治療において，取り留めなく取るに足りない思考や感情を話すこと
- 矛盾する信念（思い込み）を同時に持っていることが特徴的である
- 感情が思考の内容と常に対応していない

明されはするが，それが実際の現実とほとんど，あるいは全く関連しないのである。

メンタライゼーションでは，これら２つの表象のモードが統合されているので，主観性は物理的現実を綿密に表象するが，同時に物理的現実との分離が保たれたままとなっている。似たような中間的状態がウィニコットの移行空間という観念の中に含意されている（Winnicott, 1971）。オグデン（Ogden, 1985）の可能性空間についての著作も非常に似通った構成概念を記述している。これらの観念全てが物理的現実を取り扱うのに十分なくらいにそれから距離を置き，しかも現実世界と心的表象との一致を失うほどには離れない能力を示唆している。これらの概念に含意されているのはユーモアやプレイフルさであり，こうした態度はメンタライゼーションの多くの側面に暗黙のうちに含まれているが，それ以上のものであることも確かである。私たちの見解では，ユーモアやプレイフルさはメンタライゼーションを高めるのに必要であり，そのおかげもあって精神状態は本質的に修正可能で順応可能であるということを示すことができる。この主観性への接近法は世界に対する創造的な姿勢を産み出す。

メンタライゼーションに焦点を当てることの臨床的意義

私たちのメンタライゼーションの定義が一般的であるとすると，ほとんどの精神疾患には何らかのメンタライゼーションの困難が含まれることになるであろう。実際，ほとんどの精神疾患は，こころがこころの体験を誤って解釈すること，すなわちメンタライゼーションの障害として考えることができる。

治療抵抗性慢性うつ病の特徴の１つは非常に低い自尊心であり，否定的な自己評価への明らかな偏りによってもたらされる。この偏りについて考える１つの方法は，つかの間の否定的思考に対して，私たちのこころがどのような地位を与えているかという観点であろう。これらを「ただの考え」と認識することは，その意味するところから私たちを保護することに役立つであろう。しかしながら心的等価モードでは，その同じつかの間の否定的自己評価が物理的現実の力をもって体験される。すなわち慢性的な抑うつ患者は他者に比べてより否定的な自己表象をもっているわけではなく，むしろ（私たち全てがもっているような）普通の否定的自己評価を心的等価モードで体験するため，その考えが現実の力をもっていると感じるのかも知れない。メンタライジングの歪みはそのほか多くの心理的障害を説明できるかもしれない。例えば，不安は自己に降

りかかる危険を心的等価モードで評価していると捉えることもできる。

ここには2つの主な論点がある。第一の主な論点は，私たちがメンタライゼーションの失敗について述べるとき，私たちは不可避的に2つの問題について議論しているということである。1つめはメンタライゼーションの機能障害であり，こちらのほうが気づかれにくい。これは他者を一個人として，もしくは主観性を再 提 示（リ・プレゼンテーション）可能なものとして捉える能力のいくつかの側面が失われているということである。2つめは非メンタライジングな思考モードの再出現であり，1つめに合併するものである。具象性，衝動性，感情調節の失調，行動化傾向など様々な呼び方をされる。しばしば互いに関係しているこれらのこころの現象が示しているのは，制御機能の欠如だけではなく，主観性の非メンタライジングモードによって引き起こされる失調状態である。もし内的体験があまりに現実的であるように感じられる（フラッシュバックでのように）ならば，それらの情動的インパクトは否応なく大幅に増大する。メンタライジング機能の喪失は，発達的に早期の精神構造の再出現として顕在化し，非機能的なシステムとそれが元々脆弱な精神世界の中で創り出す問題に取って代わる。メンタライズできない個人は，みかけ上はごくわずかでしかない状況の変化に対してはるかに脆弱であり，容易に均衡を崩す。

第二の主な論点は，心理学的な見地から見ると精神疾患には必ずメンタライゼーションの障害を伴っているのにもかかわらず，全ての精神疾患にこの見方が有用であるわけではないということである。この論点は1つの障害がメンタライゼーション機能という点から再説明できるかということではなく，メンタライゼーションの機能不全がその障害の中核といえるか，メンタライゼーションに焦点を当てることが経験的に妥当であり，適切な治療的介入をもたらすかということである。例えば自閉症の患者は多かれ少なかれ完全なマインドブラインドネスに苦しんでいることがわかっている（Baron-Cohen et al., 2000）が，このことが介入に適切な焦点となるかどうかは，現在のところ疑問が残る。

私たちは外傷の被害者がしばしばメンタライゼーションの部分的失敗を体験すると考えている。アレン（Allen, 2000）が示したように，この場合，メンタライゼーションに焦点を当てることは非常に有用な理論的背景を提供する。例えば，外傷記憶の脱感作として説明されてきたものは，メンタライズされていないイメージがメンタライズされた外傷記憶に変容するのを助けることと考えたほうが，同等以上にしっくりくるかもしれない。

素行の問題に関連する典型的な誤帰属（Lochman and Dodge, 1994）のよう

な，心的内容の誤表象を含む障害に対する治療的アプローチは，一般的メンタライジング能力よりも特定の帰属に焦点を当てることが多い。

次章で説明するように，境界性パーソナリティ障害では，基本的に覚醒水準が高いうえに，外傷の既往とそれに関連する愛着システムの過活性とが組み合わさることでメンタライゼーションが抑制されているかもしれない。治療関係で生じる困難に立ち向かいながらメンタライズ能力に焦点を当てることは，BPD治療の入り口として合理的かもしれない。心理的に虐待された（有害な養育を受けた）子どもは，定義上，彼らに不適切なメンタライズを行う家庭環境にあった。そうした事例でも同様に，メンタライゼーション能力を包括的に高めるアプローチが治療のためのよい基盤を提供すると考えられる。

まとめ

メンタライゼーションは主要な社会認知能力であり，これにより人類は有益な社会集団を作ることができるようになった。ちょうど言語獲得がそうであるように，メンタライゼーションもその傾性が遺伝されているに違いないけれども，社会的文脈の中で獲得されるものである。心理学における科学的構成概念として，メンタライゼーションは新しいものではなく，いくつかの関連する構成概念が，精神療法の文脈でその概念を応用するために必要な様々な現象の説明を完成させるうえで役立つ。メンタライゼーションの機能不全は深刻な対人関係の問題を引き起こすだけではなく，自傷や自殺に至るような主観的苦痛につながると，私たちのアプローチでは想定している。愛着過程とメンタライジングとの密接な関連がこの仮定を説明する鍵となる。歪んだ対人関係はメンタライゼーションを蝕み，またメンタライゼーションの失敗に蝕まれる。それゆえ私たちは，対人関係上の機能不全を修正することは，患者のメンタライジングの回復を支援することによって達成できると主張する。

第 2 章 メンタライゼーションモデルを用いた重症パーソナリティ障害の理解

発達モデルの概要

脆弱性の要因

　境界性パーソナリティ障害についての私たちの理論的理解は，ジョン・ボウルビーの愛着理論（1988），発達心理学者によるその精緻化（Main, Sroufe, Tronick, Lyons-Ruth），とりわけジョージ・ゲルゲイとジョン・ワトソンによる随伴性理論（Gergely and Watson, 2001）を土台としている。愛着理論によると自己の発達は，早期関係における感情調整の中で生じる。逆に，無秩序型の愛着システムは自己構造の無秩序化をもたらすことになる。

　乳幼児が通常の自己体験に達するためには，その情動信号が愛着対象によって正確に，すなわち随伴して映し返されることが必要，と私たちは考えている。乳幼児が養育者の表情を養育者の情動の表現でなく，自分自身の情動体験の表現であると理解するためには，映し返しは「有標の」（例えば，誇張された）ものでなければならない。換言すれば少し歪んだものでなければならない。これはコンテインメント概念の，行動面における類義語といえる。有標の随伴した映し返しがないと，後に無秩序型愛着が生じる可能性が高まるという証拠が集まっている。無秩序型愛着とみられる乳幼児は，固まること（解離）や自傷行為を示すし，幼児期中期に反抗的かつ支配的な行動を起こす方向に発達していく。

　ウィニコット（Winnicott, 1956）も示唆しているように，子どもが（自己を）映し返されることを通して自己体験の表象を発達させることができないと，養育者のイメージを内在化して自己表象の一部にすると考えられる。自己の内にあるこの非連続性をよそ者的自己と呼ぶ。無秩序型愛着の既往をもつ子どもが支配的に振る舞うのは，外在化によって自己体験の矛盾を減らそうとする，投

影同一化に類似したパターンが続いているものとして理解できる。無秩序型愛着と関連した幼児期中期の分離不安でみられる特徴として，養育者を激しく求めるということがあるが，これは単に不安定な愛着関係というよりも，自己のよそ者的部分を外在化するための依代を求めているといえる。

自己構造をバラバラに体験することは，自己体験や対人体験を精神状態の面から表象する能力である，「メンタライゼーション」の発達につれて少なくなっていく。他者の行動を適切な思考，感情，願望，および欲望の面から理解することは，愛着関係の中で生物学的に発生する主要な発達的達成である。子どもが他者を理解できるようになるには，思いやりに満ち，安心できる大人に自分自身の精神状態を理解してもらっていることが決定的に重要である。この精神状態は，安定しプレイフルな養育関係のなかで，プレイフルに感情，思考，信念，および欲望と関わることで獲得されていく。これがメンタライジングを確立させるのである。

活性化の要因

いくつかの要因がメンタライジングの通常の発達を妨げる。中でも重要なのが，幼児期早期から後期における心的外傷である。私たちは，幼少期の愛着外傷が，精神状態について考える能力を損なうことを示唆する証拠を，過去の愛着関係について話してもらったり，特定の顔の表情から精神状態を読み取ってもらったりするなどして見出してきた。このことは以下の要因によると思われる。a) 他者の純粋な悪意に直面し，子どもの脆弱性が圧倒されることにより，他者の思考や感情について思考する能力が防衛的に制止すること，b) 早期における過度のストレスが興奮調節機能を歪めることにより，眼窩前頭皮質の活動（メンタライジング）が通常よりはるかに低い危険水準で制止するようになること，c) あらゆる心的外傷は（保護を求める）愛着システムを興奮させ，愛着外傷ではそれが慢性化すること。外傷を受けた結果，外傷をもたらす愛着対象に近づこうとし，さらなる外傷に晒されるのかもしれない。愛着システムの遷延的活性化はそれ自体でメンタライゼーションを制止させる効果をもち，それに情動興奮の高まりの結果として予想される制止が加わるので，問題が大きくなる（第3章参照）。さらに，虐待者を支配するという錯覚を得る方法として「攻撃者への同一化」を用いる子どもは，攻撃者の意図を自己のよそ者的（解離した）部分に内在化する。このことによって一時的な安息がもたらされるが，こうした虐待者の破壊的な意図は自己の外側からというよりは内側から

体験されるようになり，耐え難い自己嫌悪の体験に至る。

現象学

BPDの現象学は，以下の事柄がもたらした結果である。(a) 愛着に関連したメンタライゼーションの防衛的制止，(b) メンタライゼーションの出現に発達上先行していた内的現実を体験するモードの再出現，(c) 間断ない投影同一化の圧力，自己破壊的なよそ者的自己の再外在化。換言するとBPDの人たちは，愛着関係の文脈以外では「普通に」メンタライズしているのである。BPDの人たちは，情緒的に興奮すると自分や他者のこころを誤解する傾向がある。また，他者との関係が愛着の領域に入ると，関係の強さゆえに他者の精神状態を考える能力が急に消え去ることになる。これが起こると，主観性を秩序立てるためのメンタライゼーション以前のモードが出現する。これは人間関係を無秩序化し，また通常のメンタライゼーションが紡ぎだす物語によって生じる自己体験の一貫性を破壊する力をもっている。

このようにしてメンタライゼーションは心的等価に取って変わられる。心的等価は通常，臨床家が具象的思考と呼び表しているものである。そこではもう1つの見方は不可能である。「あたかも〜であるかのような」という体験は宙吊りになり，全てが「現実の」こととして立ち現れる。物事は劇的になり，対人体験が危険に晒される。患者の極端な反応は，自分や他者の思考や感情を突然，深刻に体験することからするともっともである。

逆に，思考と感情がほとんど無意味に近いところにまで解離することもある。この状態では，患者は物理的現実の文脈の中に体験を位置づけることなしに体験を話すことができる。このモードの患者に精神療法を試みると，内的体験についての話し合いが長くなっても，本物の体験と結びつかない，矛盾した方向に治療者を導くかもしれない。

最後に，目にみえる側面から行動を理解する早期のモードが，動機づけを支配することもある。このモードでは物理的なものが常に優位に立ち，体験は結果があからさまに目にみえる場合に限り妥当と感じられる。例えば，感情は物理的表現を伴ったときにのみ真実とされる。境界例の認知のもっとも破壊的な特徴は，他者の内側に受け容れがたい体験を産み出す傾向であり，これは自分でも止めることができない。よそ者的自己の外在化を無秩序型愛着の子どもは渇望するものであるが，これは外傷を受け自己の一部に虐待者を内在化した人にとって死活問題となる。投影同一化の代替手段が目的論モードでの自己破壊

であり，物理的には自傷や自殺による。このような行動は治療者，友人，両親など他者の中に恐ろしいよそ者的自己を産み出し，彼らを情緒的に耐え難いものの依代としてしまう。他者に対するこの要求は圧倒的なものであり，依代となった人に対する固執的で，依存的な疑似愛着が形成される。

愛着の無秩序性

前章で，親のメンタライゼーションが子どもの安定型愛着に関連するという証拠について触れた。反対に，低水準のメンタライゼーションは不安定型愛着，おそらく無秩序型愛着を産み出す。例えば最近のアリエッタ・スレイドらの報告によれば，母親の子どもに対するメンタライゼーションが低水準だと，乳幼児を無秩序型愛着にする可能性を高める母の行動が増える（こうした行動の特徴は，愛着対象に対する行動が矛盾していることである。例えば，愛着対象との再会の際に隠れることなどである）(Slade et al., 2005)。乳幼児における無秩序型の愛着は，自傷行為，解離傾向，攻撃性，暴力行動傾向と大きく関連している (Lyons-Ruth, 1996; Sroufe, 2005)。背景に在るメカニズムは未だ明らかでないものの，母親による乳幼児への貧弱なメンタライゼーションが，乳幼児の社会認知能力，とりわけ感情調節や注意能力の発達を損なうことが示唆されている (Fonagy and Target, 2002)。貧弱な感情調節や注意制御は親―乳幼児間の相互作用を損ない，次第に愛着プロセスを蝕み，さらなる愛着関係の無秩序化に導いていく。

無秩序型愛着と自己の無秩序化：よそ者的自己

社会的過程は通常であれば自分自身が行動主体であるという感覚を育むものであるが，それに失敗すると，発達に複雑な状況が生じてくる。乳幼児は器質

表 2.1　無秩序型愛着に対処する

実践ポイント

◆愛着関係が無秩序型であった人においては，愛着関係の深刻な機能不全に伴う，感情調節や注意制御の重大な支障が予想される。
◆探索的な精神療法技法は，患者の感情調節をかき乱す可能性がある。
◆エフォートフル・コントロール（優勢反応の抑制）の困難を予想したほうがよい。

的に，養育者の映し返しの中に自分自身の内的状態を見出すよう準備されている。この映し返し反応は自分と他人双方の内的状態の表象を学ぶのに必須である（Fonagy et al., 2002; Gergely and Watson, 1996）。子どもは自分の内的状態を認め反応してくれる大人に触れ合えないと，自分の体験を意味づけることができない。理想的にいうと，子どもが必要とするのは，子どものこころの状態を内省し反映する際に，養育者のこころの状態ではなく，その子のこころの状態が表現されているということを示す大人である。私たちはこれを「有標の映し返し」と呼び，患者の情緒を内省し反映する際に治療者が行うことに類似していると考えている。つまり，正確な映し返しに，治療者が対処しているのは患者の体験であるという感覚を結びつけるのである。

　もし大人の映し返しが乳幼児の体験を正確に反映しないとしても，乳児はその一致しない反映を用い，内的状態を秩序づける手助けとする。不幸にして，このような映し返しは子どもの体験を充分に描き出すことができないので，自己は無秩序化に向かう。つまり，矛盾し断片化していくのである。この現象は最初ウィニコット（Winnicott, 1967）によって記述され，コフート（Kohut, 1971）による脆弱な自己の概念にも含意されている。両分析家はともに，一致しない映し返しは，子ども自身の体験の表象として役立ち得るものというよりむしろ，親の状態の表象を内在化するよう強いるものと述べている。私たちは，これが自己の内によそ者的体験を産み出すと示唆している（Fonagy et al., 1995）。これに対応する主観的体験は，「自分自身のものと知っている」が，「自分自身のものと感じられない」感情や考えがある，という感覚である。

　母親が乳幼児のメンタライゼーションに部分的に失敗するのは普通のことなので，私たち全てがある程度自己に統合されていない部分を抱えていることになりそうである。自己構造に矛盾なくはまり込んでいると感じられないこころの状態が，それにもかかわらず統合されているのは，メンタライゼーションの能力によるものと考えられる。志向的な物語を作る（私たちのあらゆる行動は常に意図したものであり，それは私たちが感じ，考え，願ったからである，と想像する）ことで不連続性を埋め合わせるのである。敵意に満ち，怖く，恐ろしい養育者の行動によって無秩序型愛着の既往を有している子どもにおいては，自己構造とよく結びついていない自己表象がより多いと思われる。さらに，メンタライゼーションのために要求される能力が損傷しているため，自己の不連続性がより多く，より明瞭にみてとれるであろう。メンタライゼーションなくしては，行動主体を帰属させることを通して，一貫性の錯覚を産み出すことが

できないのである。

制御的内的作業モデル

精神状態を帰属させることにより体験できる行動主体の感覚は，通常，行為や自己感，そして人生に一貫性と心理的意味を与えてくれる。メンタライゼーションの能力が充分に発達していない人は，自己の一貫性を修復するため，制御的で操作的な戦略を用いるよう強いられる。

一貫性の錯覚を産み出すため，自己に一致しないよそ者的側面は愛着対象に属しているものと体験される。愛着研究は，乳幼児の無秩序型愛着が幼児期中期の極端に制御的で統制的な行動につながることを実証してきた（Solomon and George, 1999）。臨床文献でこの過程はしばしば「喚起的投影同一化」と記述されてきた（Spillius, 1992）。愛着人物は操作され，自己の一部として内在

表 2.2 自己の不連続性

実践ポイント

◆治療者は，自己構造の非連続性を示す主観的体験（すなわち，願望，信念，感情をもってはいるが「自分自身のものと感じられない」という感覚）に注意を払うべきである。

◆このような精神状態を，力動的無意識の顕れであるとか，「真実」だが「偽装」され「抑圧」された願望，信念，感情の指標であると捉えることは不適切である。

◆自己の不連続性をほとんどの患者が忌避するのは，同一性に不連続の感覚をもたらすためである（同一性拡散）。

表 2.3 自己の不連続性に対処する

実践ポイント

◆患者は体験の不連続性に対処するために外在化（治療者の中に感情を産み出す）を用いる。

◆この傾向は幼少期早期に確立され，意識的な注意を向けるだけでは引き戻せない。そのため，解釈はほとんど何も生みださない。

◆不適切養育や虐待，重度のネグレクトの被害者においては，排除した精神状態の中に，内在化されたあからさまな悪意が含まれている。患者には，エナクトメントの中に他者を巻き込めるような関係を作る機会をある程度与えるべきである。彼らは，内側から自分自身に攻撃されているという敵意に満ちた迫害的状態を体験しており，この体験を止めるためには，精神状態を取り除かなければならないからである。

◆患者がこの種の外在化を行う程度は，注意深く制御されなければならない。あまりに頻繁な退行的エナクトメントは，関係の中でメンタライゼーションを高める機会を損なうからである。

化されているものの，完全には自己のものと感じられない情動を感じさせられる。

　憶えておくとよいのは，この種の自己防衛操作は，認めたくない感情を排除するために行うのではないということである。より大きな不安をもたらす，不一致あるいは矛盾の体験から自分を守るためなのである。臨床的観点からいうと，この過程に患者の注意を向けさせることにより，首尾よくそれを止められることはめったにない。例えばある人が絶えず苛立たしい振る舞いをし，一緒にいる人に怒りや憤りをもたせるとき，この振る舞いは対象への怒りを認めたくないという願望によってもたらされるのではない。むしろ自己の内側にあって，自己に向けられた怒りの体験なのであり，それが耐え難い精神状態を産み出し，投影同一化によって取り扱われるのである。

　このように強引で操作的な行動を伴う対人過程は生き生きと感じられるようでいて，最終的には非生産的なものである。もしも愛着人物がこのような支配的な行動における無意識的喚起に反応して，例えば怒り出したり懲罰的になったりするならば，子どものメンタライジング機能の発達を育むのに適した状態ではない。親の感情はそのリフレクティブ機能を曇らせる。このように子どもの支配的内的作業モデルは，行動主体的な自己構造を確立する機会をさらに奪うことになる。

　この内在化が虐待的，外傷的な愛着関係の中で起こると，いっそう複雑なことになる。こうした場合，自己構造に内在化されるのは，子どもへの敵意を明示しているこころの状態である。これは自己の感覚が内側から脅かされ，「駄目だ」という体験に圧倒される耐え難い緊張状態を産み出す。このような場合にみられる高圧的な言動（喚起的投影同一化）は，生存のために不可欠なものと感じられる。

BPDにおけるメンタライゼーションの失敗

　境界性パーソナリティ障害患者に欠損している能力として通常考えられている主なものには，衝動性，情動管理の困難，対人関係の困難がある（Clarkin et al., 1993; Sanislow et al., 2000）。これらのうち少なくとも最後のものは，自己や他者の精神状態を正確に知覚する能力が低いことと関係がある（Fonagy et al., 2000）。それはまた，複数の理論家がBPDの中核と捉えている，自他の区別や同一性拡散の問題と結びつくかもしれない（Gunderson, 2001; Kernberg,

1987; Livesley, 2003)。自他を区別することの困難は，動画を用いたアナログ研究（例えばArntz and Veen, 2001），感情認識とアレキシサイミア症状（例えばSayar et al., 2001），幼児期体験の語り（Fonagy et al., 1996; Vermote et al., 2003）などに示されている。

　「心の理論」課題の遂行には前頭前皮質が役割を果たしていると想定されているため（Frith and Frith, 2003; Gallagher and Frith, 2003; Nelson et al., 2005），前頭前野の機能不全がBPDを特徴づけているという示唆は，メンタライジングの機能不全をも指摘しているといえる（Gabbard, 2005 参照）。これは境界例病理をもつ人が，全ての状況でメンタライゼーションに困難をもつということをいっているのではない。しかしながら，彼らは情緒的に興奮しているとメンタライゼーションの困難を経験するし，とりわけ強い愛着関係の文脈ではそうである。境界性パーソナリティ障害におけるメンタライゼーションの機能不全は部分的，一時的，そして関係特異的なものではあるけれど，私たちはこれが中核の問題であると考えている。

愛着システムの興奮と過活性化

　一般的にメンタライゼーションの停止は心的外傷への反応として起きる。とりわけ一般的なのが，愛着外傷への反応である。BPDを有する患者はときとして精神状態について考えることを避ける。これは虐待者であり，同時に愛着対象でもある人の精神状態について考えることが堪え難い痛みをもたらすためである。そのため，被虐待児はそうでない子どもに較べ，内的状態を表す言葉

表2.4　BPDの機能不全

実践ポイント
- ◆ BPDの機能不全は以下のとおりであり，これらは相互に関連している。
  - 衝動性
  - 情動調節
  - 対人関係の問題
  - 同一性形成
- ◆ メンタライゼーションの問題はこれらの機能不全のいずれか，あるいは全てと関係している。
- ◆ BPDによくみられる問題は，他者の精神状態を充分な正確さで知覚しないことの結果，あるいは非メンタライジングな社会認知モードの再出現の結果である。

を用いるようになるのが困難である（Beeghly and Cicchetti, 1994）。心的外傷体験後の高い覚醒水準が，メンタライゼーションの基盤となる脳の前頭領域の機能を抑制する可能性はきわめて高い（Arnsten, 1998; Phelps and Le-Doux, 2005）。

境界性パーソナリティ障害において，メンタライゼーションの制止は親密な愛着関係という特定の文脈で起きる。バートルズとゼキ（Bartels and Zeki, 2000, 2004）による近年の神経画像研究では，愛着システムが活性化すると，社会的判断とメンタライゼーションに関連する脳領野が制止することが示唆されている。それゆえ，心的外傷に関連する興奮刺激のみがBPD患者のメンタライゼーションの制止を説明するのではなく，より正確にいえば，愛着システムの過活性化が，おそらく愛着の文脈における不適切養育の結果として生じ，メンタライゼーションを制止するのである。絡まり合った，没頭型の愛着がBPD患者に高頻度でみられることは，数多くの研究が指摘してきている（例えばNickell et al., 2002; Patrick et al., 1994; Sack et al., 1996）。

メンタライゼーションの抑制には少なくとも3つの経路があると考えられる。第1に，自分に対して敵意をもっている他者の精神状態を考えることから自分を守るという心理的防衛である。第2に，心的外傷を受けた結果，脳活動に変化が生じて，メンタライジングのスイッチが切れやすくなる。第3に，安心感のない体験のために愛着システムが過活性化し，虐待的な愛着対象に近づくよ

表2.5 文脈により変動するメンタライゼーション能力

実践ポイント

◆ BPDにおけるメンタライゼーションの質は，主に患者の対人関係の文脈によって幅広く変動する。

◆臨床家はメンタライゼーションの質に影響を与えるいくつかの指標に目を向けておくこと。
- 情動興奮の水準
- 愛着の強さ
- 敵意ある他者に脅かされるのを避ける必要性

◆メンタライゼーションの少なくとも一部は前頭前皮質の機能である。この脳領域の制止を導く活動は，メンタライゼーションの喪失をもたらす惧れがある。
- 愛着システムの過活性化
- 高度の覚醒水準

◆メンタライゼーションは，特定の（心的外傷に起因する）関係性の文脈で防衛的に制止する。

う駆り立てることである。前述した通り，メンタライジングの失敗が問題を呼ぶのは，単に愛着の文脈で適切な社会的関係を作ることが困難になるというだけでなく，自己と他者について考えるうえでのメンタライジング以前の方法の再出現により，きわめて複雑な事態や深刻な障害が生まれ，BPDの多彩な症状に結実するからである。すなわち，ある状況について代わりの表象を働かせることができなくなる心的等価モードや，解離的なデタッチメントを伴う，プリテンド・モードのことである。

BPDをメンタライゼーションの抑制モデルで理解する

共通のテーマ

大まかにいえば，境界例という現象は，4つの形態の機能不全のうち，2つ以上が結びついて生起すると理解できる（図2.1を参照）。すなわち，心的等価モードの優勢，プリテンド・モードの再出現，目的論モードでの思考，メンタライゼーションの全般的失敗である。最初の3つは，メンタライゼーションの一時的失敗により再出現した，主観をまとめ上げるための発達上より早期の方

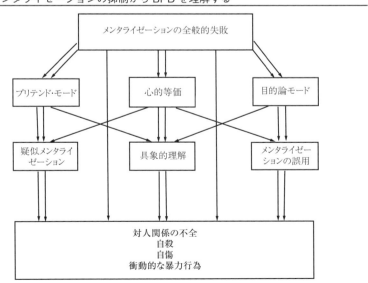

図2.1　メンタライゼーションの抑制からBPDを理解する

法である。これらの機能モードは，文脈依存的メンタライジング，精神状態の具象的理解，疑似メンタライジング，メンタライゼーションの誤用といった観察可能な現象を生じさせると考えられる。こうした異常状態の査定法については第4章で議論する。ここでは，こうした思考モードの特徴を記述するとともに，これらがどのように自傷や自殺，暴力につながるかを述べる。

BPD患者にもっともたやすく観察されるのは精神状態の具象的理解であり，多くの著者が象徴化の失敗として記述しているものである。頑なで柔軟性のない思考過程，自分が正しいという不適切な信念，他人のこころや行動の理由についてもうわかっているという極端な主張などが，心的等価モードの主観が再出現している徴候である。その根底にあるのは，内的現実と外的現実は等しい状態にあるという信念である。最初に思い浮かんだ定式化のみが可能性のある唯一の定式化である。疑問が抱かれることはなく，態度を切り替えるのに役立つどんな情報も受け付けない。心的等価により引き出される情緒の色合いは，通常は猜疑的敵意である。これは，虐待や不適切養育の影響を受けた内的作業モデルと，湧き起った特定の精神状態に疑問を持てないこととの両者が結びついて生じる間接的結果なのかもしれない。このような猜疑的観念の出現はメンタライゼーション喪失の指標である。猜疑症が人との相互作用を支配するようになると，恐怖と敵意がすでに確立された相互作用パターンを特徴づけることになり，メンタライゼーションの回復をいっそう困難にする。紛うことなき誇大性やその補完物である理想化も，心的等価モードにおいて現れる。このモードでは，優れた人でありたいという願望が優れた人そのものであることとして体験される。同様に，自分の治療者が世界で最高の人であって欲しいという願

表2.6　心的等価

実践ポイント
◆ 心的等価の特徴は，自分が正しいという不適切ではあるが強力な自信にあるので，ソクラテス式問答はほとんど役に立たない。
◆ 一般に患者は治療者の考えていることをわかっていると思っているので，治療者による内省の優位性を主張すること（すなわち，患者より自分のほうが自分自身の気持ちをわかっているということ）は，不毛な議論をもたらす。
◆ 患者の思考の頑なさは，患者が敵意を前提として物事を考えていることによってより嫌悪感を催すものとなるので，これが治療者が自分の立場を「防衛」するという軽率な試みにつながる。
◆ 誇大性と理想化も，疑問をもたないこころがもたらすものとして，予想しておくことができる。

第2章 メンタライゼーションモデルを用いた重症パーソナリティ障害の理解 23

望が，ある意味，治療者を実際にそのような人にするのである。自分自身の思考の正確さを疑い，それに制限をかける能力の欠如こそが，心理的困難を産み出す上で重要な役割を果たす。

　プリテンドはときとして創造性や生産的な遊びの雰囲気を伴う。しかしながら，子どもが駆り立てられるように，現実的な根拠のない空想上の大勝利についての一大物語を話しているとき，聞き手が主観的に体験するのはある種の悲しみであり，何がしかの遊びを伴っているとは思えないものである。同様の制限が，BPD患者のプリテンド・モードに関連して生じる。プリテンド・モードの本質は，心的現実と物理的現実が分離しており，もはや両者をつなげられなくなる程度に至っていることである。思春期の少年は現実的根拠を伴わないままに，性的対象を獲得する空想物語をもつが，このような空想への異議申し立ては抑うつをもたらすことになる。同様に，BPD患者の観念的思考も，精神的構成物と物理的現実とが完全に分離しているモードへと歪む可能性がある。こうした精神状態は，想像的で創造的な過程を模倣しようとはするものの，創造性とは無縁である。会話はあたかもメンタライジングを伴っているように聴こえるが，精神状態の記述には奇妙なまでに現実的含意がなく，本物の思考や感情とは似ても似つかない。この種の機能を呼び表すために疑似メンタライジングという用語を用いることとする。極端な場合，患者は解離して，聞き手が完全に排除された世界から話しているようにみえる。そうした会話はコミュニケーションという体裁をとってはいるが，やり取りは結局何の意味ももたない。もっとも痛ましいのは，こうしたことが「治療」の文脈で起こることであり，そこでは患者は内的世界について話しはするが，そこには意味がなく，何の含意もない。内的状態や関係性が長々と論じられるかもしれないが，現実とのあらゆる接触が失われている。そうした状態は比較的安定しているため，こ

表2.7　疑似メンタライゼーション

実践ポイント

◆プリテンド・モードにおける疑似メンタライゼーションに挑戦すると，空白感を顕わにすることになるので，極端な反応を引き起こす。

◆プリテンド・モードの疑似メンタライゼーションは，治療者自身の現実感覚を否認するので，治療者は排除されたと感じ，より懸命に患者の語りに沿おうとする。

◆現実との意味ある接触が欠けているとの体験は，患者にとって接触を探そうとする契機や動機になる。しかし接触はしばしば偶然で，複雑，検証不能であり，混乱している。そのため探索は非生産的である。

のような精神療法は本来の進展がないまま，かなりの期間続くことになりかねない。意味の欠落はしばしば意味の探索を生み出す。内的状態に意味がないことに気づいた人は，物理的現実との錯覚的結びつきを，神秘主義，信仰による癒し，スピリチュアリズム，オカルト，その他の超常現象を通してもとうとするかもしれない。これらの活動にもとから価値がないといっているのではなく，BPD患者はこれらを上手く役立てる態勢にないのである。結局このような観念は，経験することに意味が欠けていることを補ってくれないので，他の何かを求めざるをえなくなる。

　重症パーソナリティ障害に現れる主観性のモードで発達的にもっとも原始的なものが目的論モードである。そこでは患者の願望，信念，感情，欲求に随伴して，物理的に観察できる行動が確認されるときにのみ，現実に精神状態が変化すると見做される。顕れた目的論モードは具象的理解や心的等価と区別できないことがある。しかし他の場面，とりわけメンタライゼーションが他者の行動を制御するために誤用されている場合には，目的論モードは他者の精神状態に関する高水準の象徴化と共存し得る（第4章を参照）。物理的行為を，精神状態を表すもっとも妥当性の高い指標にすることは，私たちの社会でまれなことではない。認めることがしばしば苦痛でもあるし困難でもあるのは，ある行為に含意されている態度がBPD患者には理解されず，適切に反応されもしないということである。こうして，週に数回早朝に会うというような精神分析家の専心的関与は，専心的関与の指標としては体験されない。それは治療サポートの標準的な鋳型と捉えられる。患者の求めに応じてその鋳型から逸れること（制御の錯覚を与えること）が，意味があることと体験される。面接と面接の合間に患者に連絡を入れること，電子メールを送って週末の予約を申し出ること，面接と面接の合間に会うことを許可することなどの特別な行為が，専心的関与の物理的証拠として要求される。ここでの要点は，この種の柔軟な治療設定を提供する治療者を批判することではなく，どれほど柔軟であっても，そこから逸脱することで具象的（物理的）な証拠を示すよう境界例患者に絶えず求められるというプレッシャーにより意識的になることである。自己調節という観点からは，エナクトメントはある程度の内的均衡を達成するための有意義な方法として経験される。例えば自傷行為は，他者の側から，配慮を目にみえる行為の形で引き出すため，目的論という観点からすると道理にかなう。これは操作的であると誤解され，微妙な形で患者が非難されることになりかねない。しかしこれは，配慮を体験する能力が乏しいため，メンタライジング能力が正

常な人にしてみれば配慮されていることに疑いの余地がない状況でも、他者に配慮されているという目にみえる証拠を引き出さざるを得ない、ということなのである。ある患者においては、この種の疑似操作行動が選択的なメンタライゼーションと共存しうる。このメンタライゼーションは行動の支配に役立つが、操作されている人の主観的体験に与える影響について本当には顧みることなく、他者の行動を支配するうえで役に立っている（例えば、操作され支配されている人が子どもである場合など）。

　これらの例の全てにおいて、問題が生じるのはメンタライゼーションの一時的失敗の後である。彼らは、恐怖（に対する防衛）や強い情動興奮のため、精神状態を思い描く能力を失い、心的等価、プリテンド、あるいは目的論モードの機能へと押しやられる。そのため、自傷のような症状行為を理解するためには、メンタライゼーションの喪失を招いた体験を同定することがきわめて重要である。こうしたところで全ての例でメンタライゼーションを回復させる道筋をつくることはできないが、治療者が同様の過ちを犯すのを避けることはでき

表2.8　目的論モード

実践ポイント
- ◆忘れてしまいがちであるが、このモードにおいてもっとも意味があるのは行為そのものではなく、患者の願望に随伴して日常的な行為から逸れていくことである。
- ◆自傷や自殺企図といった劇的な行為は、ほとんどの人の行動に随伴した変化を生じさせるものであり、これが患者にとって、大事にされているという感覚を体験する唯一の方法なのかもしれない。
- ◆メンタライゼーションの誤用は、このような疑似操作性と結びついており、患者やその伴侶に危害が及ぶ危険性を現実的に有している。

表2.9　メンタライジング機能を高めるために行うこと

実践ポイント
- ◆治療的介入には、メンタライジングの一時的失敗を引き起こす理由を減らすどころか増やす危険がある。
- ◆非メンタライジングな介入には、治療者が専門家として患者のこころの中に起きていることを宣言する傾向がある。こうした介入は否認や無批判的受容によって取り扱われるだけである。
- ◆メンタライジングを高めるためには、患者が考えていること、感じていることについて、どのように治療者がその結論に達したかをはっきりと述べるのがよい。
- ◆メンタライゼーションの失敗に先行するものを探索することで、いつもというわけではないが、患者の考える能力を回復するのに役立つことがある。

る。例えば，患者と治療者の関係に焦点を当てることは，愛着関係を強めるが，メンタライゼーションの能力を抑制し，患者が治療者の発言を聞く力を削ぐ。そのため，「あなたは私に怒っているのです」というような解釈は，正しい内容であったとしてもめったに役に立たない。もしこの情緒状態にあるのなら，患者は治療者が伝えていることが正確であると認められるこころの構えにはなっていない。このような発言は，患者が自分の情動状態を恐ろしく思うがゆえに排除しているということを示唆してしまうが，それだけでなく，治療者のこのような知識の伝え方そのものが治療者自身のメンタライジング能力の乏しさをもあらわにしてしまう。患者のこころは治療者には不明瞭なので，治療者は患者が怒っていることを知ることができない。治療者側の非メンタライジングな行動は，患者をより興奮させ，理解してもらえないし，理解できないという思いを強める。一般的にいうと，治療者は原則を踏み外すことなくメンタライジングのモデルを提示し，自分自身の側からみた患者のこころに焦点を当てるのがよい。「あなたが顔をしかめている様子からすると，私には，あなたが何かに怒りを感じているように思えます。それが何なのか考えています」というような具体的な発言は，より適切でメンタライジングな介入といえる。これは，治療者が患者の精神状態の面から行動を理解しようと試みていることを明らかにするだけでなく，患者自身の受け容れ難い側面を直面化することなく治療者の精神過程を理解するよう患者を促している。こうすることで興奮を高めることなく，鎮めやすくなる。

自己破壊的で非機能的な対人関係

　対人関係の困難は境界性パーソナリティ障害の主要な側面であり，これは否定的感情や衝動性のような体質的特徴（Gurvits et al., 2000; Paris, 2000; Silk, 2000; Trull et al., 2000）や，不適切養育といった心理社会的経験（例えば，Trull, 2001; Zanarini et al., 1997; Zlotnick et al., 2001）と関係している。対人関係の無秩序性は，しばしば愛着システムの無秩序性のせいにされている（Agrawal et al., 2004）。しかしながら，もし私たちが循環論法を避けたいならば，多くのBPD患者が有している混乱した関係性を愛着の無秩序性に帰属させないよう相当に注意しなければならない。そのような関係は無秩序型愛着の証拠として用いられるからである。

　BPDの人が形成する関係は，しばしば投影同一化の過程の結果である。もっとも単純な水準では，自己構造の無秩序性のためBPD患者はやむにやまれ

ず，自己の中に迫害的，よそ者的部分がないと感じられるように振る舞えるまで，周りにいる人々を操作し丸めこむ。しかし結果として，対人世界は恐ろしい場所となり，迫害的な対人体験で埋め尽くされることになる。なぜBPD患者が共通して，伴侶に非道処遇を受けたり，虐待されたりする状況に自分を置くのかの理由は，このように説明できる。

　幼児期の虐待と成人期の非道処遇との関係は，二者関係における特定の鋳型の再活性化として解釈されることが多い（Briere and Runtz, 1988; Russell, 1986）。私たちの見方では，幼児期の虐待が成人期の非道処遇につながる明らかな危険性は，受け身的に反復することではなく，幼児期に不適切な養育を受けた人が，酷く耐え難い精神状態をエナクトしやすい人を伴侶として選ぶというその指向性にある（Cloitre et al., 1997; Gidycz et al., 1995）。虐待を受けた女性が非道処遇を加える加害者に対して感じる依存心を過小評価すべきでない。その関係性が外部からはどれだけ破壊的で絶望的にみえても代替手段には考えが及ばない。BPD患者に特徴的な見捨てられ恐怖は自傷行為の引き金である。失うことを示唆されるだけで自己破壊的行為が生じるという事実は，その喪失の意味するところが外在化の機会の喪失であると理解することで，合理的なものになる。

自　殺

　BPDにおける自殺は一般に他者を失う体験と関連している。すでに説明したように，実際上のもしくは潜在的な喪失に関連する絶望感は，その人物を失うことへの悲しみではない。多くの意味で，他者が最初から純粋な愛着対象として機能することはありそうにない。自殺は予期された自己凝集性の喪失への反応なのである。自殺企図が行われるのは，患者が心的等価モードやプリテンド・モードで機能するときである。心的等価モードでは，自殺の振る舞いは自己ではなく，自己のよそ者的部分を破壊することに向けられている。自己のよそ者的部分は諸悪の根源と感じられている。このような意味で，自殺は自創のようなその他の自傷行為の連続線上にある（Linehan, 1986）。

　さらに自殺行為は，主観的体験が一時的に現実から切り離されるという意味で，プリテンド・モードの特徴をもつかもしれない。これによりBPD患者は，自殺企図を行い自己のよそ者的部分を根絶しても，自分は生き残れると信じることが可能となる。BPD傾向をもつ自殺企図者の認知に関する研究は私たちの臨床的印象を裏づけており，自殺企図は多くの場合プリテンド・モード

で行われているようである。バーバラ・スタンレーら（Stanley et al., 2001）の報告によると，自殺企図者の認識では，自殺企図はより致命的でなく，救助の見込みがより高く，死のリスクがより低い。私たちの臨床的印象では，自殺するBPD患者はしばしば，自殺企図を「安全基地」（Bowlby, 1969）に共通する特徴をもつものと体験している。すなわち，存在が失われるという恐怖を和らげてくれる状態と再融合すると経験しているのである。

自　傷

　自傷は自殺との連続線上にある。このことは，BPD患者が自分のことをどれだけ悪いものと感じているかを理解しないと，腑に落ちるものとはならない。いっときの間，否定的な自己評価に陥ることは私たちのほとんどにとって通常のことであるが，同じ考えを心的等価モードでもつことは破滅的な感情をもたらす。心的等価モードの中で圧倒的に悪いという感覚を体験すると，反論することも和らげることもできないのである。メンタライジングに先行する，さらに原始的な主観のモードである目的論モードの思考では，物理的で直接的な証拠である行為のみが主観的状態を変えることができるとの信念をもたらす。自傷行為の後に，開放感やより強い自己一貫性が体験されることはよくあることである。非メンタライジングな心的等価モードでは，身体の一部は，文字通り物理的に取り除くことのできるある特定の精神状態と等価と見做される。こうした行為の引き金となるのは，潜在的な喪失や孤立であり，どちらの状況もその個人が自分の内的状態を投影同一化によって制御する機会を失うものである。自傷行為そのものには，喪失や喪失の恐れによって乱された感情を調節するという以上に象徴的な意味はほとんどない。

衝動的暴力行為

　自傷行動を説明するためにここで提示しているモデルは，対人関係における衝動的暴力行為を説明するためにも有益である。暴力行為は，外在化の試みが失敗した際に起こる。他者が脅かされたり恥をかかされたりすることで耐え難い自己状態の依代となるのを拒否すると，重症パーソナリティ障害患者はしばしば対人的な破壊行動に踏み切る。ギリガン（Gilligan, 1997）が喚起的に指摘したように，暴力行為の引き金は自我が破壊されるような恥の感覚である。行動主体としての自己感はメンタライジングが正常に機能することで保証されるが，それが欠落することが恥に対する極度の脆弱性をもたらす。一緒にいる人

が完全に受け身の役割を担うことを拒否し，行動主体であることが明らかになると，心的等価モードで機能する非メンタライジングな人には，この状況が恥をかかせ脅かすものと体験される。他者のみかけから完全な服従以外の何かがほのめかされれば，単なるみかけであっても暴力的反応の引き金となる。プレイフルな態度を通してメンタライゼーションを回復することが予防策となることもある。暴力で他者を破壊することは，自己のよそ者的部分を破壊したいという希望の表出である。それは希望か解放の行為であり，通常は高揚感を伴い，後悔が来るのはかなり後である。

まとめ

第1章で概説した愛着―メンタライゼーションという枠組みは，BPDが発生する発達モデルを提供する上で有益である。このモデルの主要な構成要素は以下のとおりである。(1) 最初の愛着関係が早くから無秩序化すること，(2) その結果重要な社会認知能力が衰え，養育者との安全な関係を作り上げる能力がさらに弱められること，(3) 無秩序型の愛着関係と不適切養育の結果，自己構造が無秩序化すること，(4) 愛着や興奮が強くなることに関連して，メンタライゼーションの一時的失敗が起こりがちになること。メンタライゼーションの失敗は，主観状態を表象する前メンタライジングなモードの再出現を促し，これらがメンタライゼーションの失敗と組み合わさって，BPDの一般的症状を生み出す。メンタライジング能力の乏しさという点からこれらの兆候を理解することは，有用な解決策となる。問題に対処する上で数ある精神療法アプローチの中のどれが役に立ち，どれが役に立たないかについて，より明瞭な示唆を与えてくれるからである。

第 3 章 境界性パーソナリティ障害についての見方を変える

　この章では，BPDを重篤で持続するパーソナリティ障害とする見方を変えることを検討していきたい。私たちは治療を論じる前に，BPDの長期経過を理解する必要がある。というのも，こうした背景のもとで，治療が適用され，大きな潜在的利益をもたらしうるか，かなりの害を引き起こしうるかするためである。治療の中核的な構成要素としてメンタライゼーションに焦点を当てることが，良好な転帰にもっともつながりやすい，と私たちは主張する。というのも，それが患者の問題の核心を取り扱うだけでなく，精神療法的な介入にとりわけ敏感な患者群に害を引き起こす可能性を低めるからでもある。

　精神科治療の領域において，パーソナリティ障害の分野ほど急進的な発展をみせている領域は少ない。「パーソナリティ障害――もはや除外診断ではない――」(Department of Health, 2003) は，悲しい時代の終わりを公式に宣言した。この時代において，主診断をパーソナリティ障害とされた人達は，構造化されていないサービスによる不適切で不十分，無計画で意欲に乏しい治療を受けていた。合理的なものと不合理なものが奇妙に混じり合った，疑いなく質の悪いサービスが無計画に提供されることが，重症パーソナリティ障害の患者には一般的であり，それは患者を援助する人々にも混乱を産み出した。

　パーソナリティ障害の治療やサービスの進歩は，次の2つの発展によるものである。(1) 障害は以前考えられていたよりも，かなり良好な経過をたどるという認識が増したこと。(2) 改善率を早めると思われる比較的効果的で実践的な心理社会的介入の出現。最近の神経科学研究の文脈と統合して位置づけると，こうした知見は，好機と危険性の双方に光を当てることで，パーソナリティ障害に対するサービスを組織化するための新しい機会を示唆するものである。

境界性パーソナリティ障害の経過の見取り図を作り直す

　BPDは持続的な属性をもつと私たちは予想している。初期の追跡研究では改善に言及しているときですら，「病気」の変化しない性質が強調された。「燃え尽きた」境界例といえば，ひたすら使い続けてきた生命力が全体的に底を尽くという，病的なプロセスが進行する以上の回復はないことを示唆する語句であった（例えば，Stone, 1990）。治療的なニヒリズムが，情緒的な苦痛の激しさや，しばしばみられる劇的な自傷行為，そして一見理解できないほどの両価的な対人関係によって正当化された。驚くべきことではないが，あらゆる援助の試みに対して明らかに意図的な妨害を受けると，精神保健の専門家はその状況を治療的援助に対する抵抗であると想定した。

　慎重に計画され，全力を注ぎこまれた2つの前向き研究が，重症パーソナリティ障害患者を豊かな医療制度の隅に閉じ込めておくような態度の不適切さを浮き彫りにした（Zanarini et al., 2003; Shea et al., 2004）。BPD患者の大半は，以前予想されていたよりもかなり早くに自分の症状が実質的に減少するのを体験する。入院するほどに重症のBPDと診断された患者の75％は6年後には標準化された診断基準において寛解に至るということが明らかになった。寛解という概念はこれまでⅠ軸の病理の文脈でのみ用いられてきたが，BPD患者は寛解しうるようなのである。4年以内に寛解率は約50％に到達し，その寛解は安定したものである（1年ごとに10～15％）。再発はまれで，おそらく6年間で10％を超えない。これは感情障害のような多くのⅠ軸障害の自然経過と対照的である。Ⅰ軸障害では改善率はある程度急速であるが，再発も一般的である。共同でのうつ病研究によると，30％の患者が1年では回復せず，2年の時点で19％，5年の時点で12％が未回復である（Keller et al., 1992）。

　BPDの改善が実質的である一方で，劇的な変化を示すのが感情症状や社会的，対人的な機能ではなく，衝動性やそれに関連する自傷行為，自殺傾向のような症状であることは注目すべきである。劇的な症状（自傷行為，自殺傾向，精神病様の思考など，しばしば緊急入院が必要と見做されるもの）は減少するが，見捨てられ不安や空虚感，抑うつへの脆弱性などは少なくとも半数の患者に残存する。劇的な改善が生じるとき，それはときに急激であり，かなりの場合深刻なストレス状況からの解放と関連している（Gunderson, 2003）。特定の合併症は，改善の可能性を低下させるようである（Zanarini et al., 2004）。例えば，物質使用障害が持続すると，寛解の可能性が減少するので，まずはそちら

を治療すべきと示唆されている。

治療効果の見通しを変える

　弁証法的行動療法は，治療的ニヒリズムの雰囲気に挑戦した最初の治療であった。想像力豊かで複雑だがよくマニュアル化されているこの治療アプローチは，この領域で想像されていたことをうまく取りまとめた。患者の体験を直面化するより妥当化することを勧めたり，自傷行為や自殺企図を引き起こす空虚さを埋めるためのスキルトレーニングを提供したり，スピリチュアリティ（仏教の禅の諸側面）を非常に効力のある多面的な行動療法プロトコルに統合したことなどにおいて，弁証法的行動療法は新しい領域を切り開いた。3つの無作為化対照試験（Linehan et al., 1991, 2002; Verheul et al., 2003）が，自殺企図の劇的な減少を報告した。自殺企図の数が，通常治療の対照群で33なのに対して，DBTで治療された群では7にまで減少した。実治療対照群と比較するとそれほど顕著ではなくなるものの，DBTの恩恵は依然として明らかである。リネハンによる最近のより大規模な無作為化対照試験によると，DBTと（BPD治療の専門家として推薦された）行動療法的でない治療者による治療との双方が，自殺に至らない自殺未遂行為の数を18カ月にわたって減少させた。それにもかかわらず，DBTは，自殺行動，サービス利用，および治療脱落回避に対する治療必要例数（NNTs）をおよそ4とした。しかし，DBTは衝動性に関連する問題行動の管理に強力な効果を有する一方で，気分状態や対人機能への効果はより限られたものである。

　将来有望な実証的根拠が精神力動的な方向付けの介入についてもある。この実践ガイドに記述されたBPD治療に関する無作為化対照試験では，18カ月間の治療に伴う気分状態や対人機能の有意かつ持続的な変化を示した（Bateman and Fonagy, 1991, 2001）。その恩恵は，通常治療と比較して大きく（NNTsがおよそ2），追跡期間においても増加が観察された。これは，効果が維持されるだけのDBTとは異なっており，精神力動的治療の顕著な特徴といえるであろう。この複雑な治療プログラムのどの構成要素が効果的であるのかは不明瞭なままであるが，多くの異なる治療要素に共通の特徴はメンタライゼーションであった。この研究では，患者は集団および個人療法と併せて幅広い治療を受けた。それには，治療初期の心理教育と併せて心理劇や他の表出療法も含まれていた。メンタライジングに焦点を合わせることが変化をもたらすうえでの主

たる構成要素なのかを判断するため，そしてより重篤度の低い境界例患者の集団に対してより慎ましやかな治療プログラムが有効かどうかを検証するために，現在，私たちは外来プログラムで提供される個人および集団療法のみの無作為化対照試験に着手している。結果はまだ得られていない。

精神力動的精神療法と弁証法的行動療法を直接比較する研究が，コーネル医科大学グループによって最近報告された（Clarkin et al., 2004a, b）。いままでのBPDの精神療法の比較研究の中で，おそらくもっとも慎重に行われたこの対照研究では，衝動性に関連した症状と同様に，気分や対人機能の指標に関しても有意な改善が見出された。試験では，転移焦点化精神療法とDBT，そして支持的精神療法が比較された。初期の脱落率でDBTが他の治療に較べて高かったものの，全ての介入に有意かつ同等の恩恵が認められた。

追加の非無作為化対照試験は，精神力動的精神療法，支持的精神療法，認知行動療法それぞれの実施がある程度は効果的であることを示している（Bateman and Tyrer, 2004 参照）。文献から明らかになる，ことによると重要な陰性所見としては，入院期間が短いほど効果は大きくなること（Chiesa et al., 2004），自殺の脅しを契機とする入院は通常効果がないこと（Paris, 2004），および入院患者を構造化された精神療法的介入と結びつけることには価値があること（Bohus et al., 2004）が挙げられる。薬物療法が自殺や自殺企図の危険性を減らすという実証的根拠は多くない（Lieb et al., 2004）。しかしながら，低用量の非定型抗精神病薬とSSRIは，感情調節不全や不安，衝動的行動の制御不全への対処としては有益であり，患者が心理社会的介入を利用する上で役立つかもしれないという実証的根拠はある（Tyrer and Bateman, 2004）。しかしこれらの試験は，たいてい中等度の精神疾患の患者しか含んでおらず，多くは長期間にわたって薬物療法を続けることがない。

ここに検討してきた精神療法的アプローチのそれぞれが，独特な一連の機制を介して有益な影響をもつといえる。その一方で，これら全てが広い意味では同じ理由ゆえに機能していると主張するほうが，はるかに倹約的であるように思われる。BPDに対する効果的なアプローチには多くの共通した特徴があるということを私たちは提案する。これらの特徴には以下が含まれる。(1) 理論的に一貫した治療アプローチ，(2) 患者と愛着関係を築くこと，(3) 精神状態への焦点づけ，(4)（1回毎にこなす作業が大した量でないのとは対照的に）長期間にわたり一貫して実施すること，(5) 患者から治療者へのあからさまな攻撃や，治療者を押しやろうとする明白な願望にもかかわらず，精神的な距離

の近さを維持すること，(6) 患者の機能的な欠損の程度を充分に認識すること，(7) 高度に構造化され，比較的提供しやすい治療パッケージであり，そのパッケージを妨害しようとする患者の試みに対して頑健で，一貫した信頼性のある方法で提供されうること，(8) そのパッケージは頑健ではあるが，柔軟性を欠くわけではなく，個々の患者に特有のニーズに適応的であること，および (9) 治療が関係性への焦点づけを有すること。

　これら全てのアプローチは，患者の内的世界についての概観を提供することができる。その概観は，安定していて一貫しており，はっきりと知覚でき，自己の内省的・反映的な部分（リフレクティブ）（患者のこころの自己イメージ）として取り入れることができるものである。いい換えれば，いまあるおおよそ効果的な精神療法の全ては，治療者への愛着を刺激し，一方で自己や他者のこころの状態に関する陳述の正確さを評価するよう患者に求めている，ということができる。比較的激しい関係性の中でも内的体験に対するメンタライズされた理解を保てるようにするためには，この2つの治療要素の組み合わせがおそらくもっとも有益であろう。これらの効果は，愛着とメンタライジングの要素がバランスをとれるような構造を創りだすことにある。治療がクライエント集団の治療破壊的な行動傾向に対して目的通りに提供されるには，注意と慎重な計画との両方が必要である。ただ認知や環境に焦点づけているだけでは，親密な対人関係で独特な傷つきやすさを感じる患者は満足しない。関係性に焦点づけるだけでは，メンタライゼーションの問題を悪化させるリスクを高め，変化をもたらす自己に関する内省（リフレクション）と反映の可能性をむしばむ。

医原性の害という現実

　BPDの自然経過や治療転帰について最近の所見をざっと見渡してみたが，ここから本当の難問が立ち現れる。引用した研究からわかるように，よく構造化され，連携のとれている治療がBPDに有効なのであれば，またいずれにしろ大多数のBPDが6年以内に自然に解消するのならば，どうして世界中の臨床家がこの障害の治療抵抗性について伝統的に賛成しつづけてきたのであろうか。より初期の調査によると，米国で治療を受けたBPD患者の97%が，平均6人の治療者から外来治療を受けている。2〜3年後に測定された治療転帰の分析によると，このような通常の治療はかろうじてわずかな効果が得られているに過ぎなかった（Lieb et al., 2004 参照）。どのようにすれば，この障害につ

いての，治療効果がありうるという知見や自然経過の新データとこうした所見とを一致させることができるであろうか。

おそらく過去により一般的に実践され，現在も行われている心理社会的治療が，障害の自然経過や社会状況における有利な変化を通して回復していく境界例患者の能力を実際には**妨げ**てきたのかもしれない，という結論を避けることはできないように思われる。マイケル・ストーン（Stone, 1990）による古典的な追跡研究によると，ほぼ40年前に治療を受けた患者では，たった66%の回復率を達成するのに20年間かかっている（より最近の研究で報告されたものの4倍である）。障害の性質が変わったのであろうか。治療がより効果的になったのであろうか。どちらもありそうにない説明に思われる。新薬であれ古いものであれ，薬物の効果に関する知見は，この違いを説明できない（Tyrer and Bateman, 2004）。エビデンスに基づく心理社会的治療はどこでも利用できるわけではない。悲しいことだが，一番ありえるのは，障害の経過の著明な改善は有害な治療があまり提供されなくなったことによるという説明である。こうした変化は，医原性の悪化がありうることや有害な副作用を避けることについての認識が高まったからというより，医療体制の変化の結果である可能性が高く，とりわけ米国ではそうである（Lambert et al., 2004）。

薬理学的研究では，副作用に関する標準調査の一部として，善意の治療が引き起こす潜在的な害悪について日頃探っている。心理社会的治療の場合，私たちはあまりにも容易に，このような治療は最悪でも効果がないだけで（Hans Eysenckの主張），害をなすことはあり得ないと想定する。実際こうしたことが，精神療法が治療計画の一部に用いられる全ての障害に当てはまるといえよう。しかしながら，精神療法が患者にとって重大なリスクとなりうる特定の障害がありうる。治療的変化のメカニズムがどのようなもの（情緒的，認知的，一貫した物語の創造，歪んだ認知の修正，安全基地についての情緒的体験，あるいは単に希望を取り戻すこと）であれ，従来の精神療法的アプローチの有効性は，患者のある能力に依存している。その能力とは，自分の精神状態についての経験を，精神療法家によるその再 提 示（リプレゼンテーション）と共に考える能力である。自分のこころについての自分自身の体験と，他者によって提示されたそれとの間にある違いを理解することが，中核的要素である。こころについての自分の現在の経験を，精神療法家によって提示されたもうひとつの見方と統合することが，変化プロセスの基盤であるに違いない。自己と他者の精神状態という面から行動を理解する能力（メンタライズ能力，Fonagy et al., 2002; Bateman and

Fonagy, 2004 参照) は，この統合を達成するために不可欠である。例えば，もしある人が治療セッションにいつも遅刻することが，非意識的な怒りや恨みとして解釈されるのであれば，遅刻に関連する心理的体験が，治療者によって描写されたこころの状態と統合されるという点で役に立ち，敵意というこころの状態についての幅広い表象を産み出していくかもしれない。これらがいまや，以前はほとんど意味をもたず，つねに怠惰と結びつけられていた受け身的で無気力な感情を包含することになる。

　私たちのほとんどは，重大な心理学的問題をもたないので，心理学的治療者によって提示されるもうひとつの見方を生産的に用いることが比較的得意である。一方で，自分自身や他者のこころの認識を理解することが非常に苦手な人々は，伝統的な（特に洞察指向的な）精神療法から利益を得ることができそうにない。私たちは，境界性パーソナリティ障害をもつ人が自分自身や他者の精神機能について貧弱なモデルしか有していないと主張し (Bateman and Fonagy, 2004)，この見解を支持する証拠を積み重ねてきた。彼らは図式的で融通がきかず，ときに極端な見解をもつ。これらのために強烈な情動の嵐に脆弱になり，明らかに衝動的な行為を起こし，感情調節を含めた行動調節に深刻な問題を来す。自分の主体性についての個人的感覚が弱まると，こころの働き方についての自己認識の妥当性を，「こころの専門家」が提供する認識と比較することが難しくなることがわかる。精神療法のなかで，首尾一貫しており，恐らくは正確でもある精神機能についての見方を提示されたときですら，提供された像と自分で作り上げたモデルを比較できず，無批判的に受け入れたり，見境なくもうひとつの見方を拒絶したりすることがきわめて多いだろう。

　問題は，愛着とメンタライゼーションが緩く結びついたシステムであるという事実から構成されている。メンタライゼーションの起源は，愛着対象によって理解されているという感覚にある。その一方で，愛着関係（例えば治療者との関係）の中でのメンタライゼーションは，問題の根源が愛着にある人にとってより難しいものである (Gunderson, 1996)。最近の興味深い神経科学の発見が明らかにしたところによると，愛着システムの活性化は一般成人のメンタライズ能力を一時的に制止するか切り離す傾向がある (Bartels and Zcki, 2004)。別稿にて私たちが臨床観察と研究所見に基づき提唱したのは，BPDをもつ人は生育史や生物学的素因の結果，過活動的な愛着システムをもつということである (Fonagy and Bateman, 印刷中)。

　自分自身や他者の精神機能に関するモデルが脆弱で，愛着関係の中でこのモ

デルを維持することが極度に困難なために，境界性パーソナリティ障害患者は，自己産出的で本能的に立ち現れる自分自身のこころの経験と，他者によって差し出されるその表象を統合することが非常に難しいのであろう。怒りに関連した主観的状態を他と区別することがほとんどできない人は，怒りを感じているのだと言われても利益を得られない。言われたことが知っていることと合致しないし，統合できないからである。真実として受け入れられるか，完全に拒否されるかのどちらかであろうが，どちらの場合も役に立たない。治療者への愛着にまつわる感情において，患者の内的体験と治療者が与える見方との間に不調和があると，患者が異なる見方と経験を統合しようと試みる上で困惑をもたらし，次いで不安定をもたらす。当然のことながら，このことは精神や行動の混乱を少なくするというより増やしてしまう。

　私たちは，愛着システムを活性化するという精神療法的治療の副作用に対して，BPD患者がとりわけ脆弱であるということを主張してきた。しかしながら，このシステムの活性化なしに，境界例患者の問題の中核である対人関係の中で心理学的に機能する能力を育むことは決してできないであろう。愛着関係の中でメンタライゼーションの能力を回復させることが，あらゆるBPDの心理社会的治療の主要目的であると信じている。愛着システムを刺激することによる否定的な医原的影響を過大にすることなく，患者のメンタライジング能力を高めることができれば，精神療法的な治療は重症パーソナリティ障害患者に効を奏するであろう。これには，入念にデザインされた治療プロトコルと集中的なトレーニングが必要となる。

　現今ある程度の効果を示している治療はどれも，治療者への愛着を促す一方で，自分自身や他者のこころの状態についての言明の正確さを評価するよう患者に要求しているといえる。深刻な副作用を引き起さないまま次第に強力な方法を用い，これらの構成要素のバランスを取っていくことで，より効果的な治療ができる。精神科医や他の精神保健専門家たちは，患者の愛着を刺激し治療に巻き込みながら，メンタライゼーションを維持するのを助けるという吊り橋を渡らなければならない。このことは多様な文脈の中で，特に対人関係の中で情動を探索し同定するのを促すことや，先走った意識的無意識的説明を避けつつ，意味のある内的表象を作り上げることを助けることでなされるかもしれない。医原性の影響を最小化した後に続く原理は，介入の「水準」を，肯定的なメンタライジングを同定することから，明確化，感情の精緻化，慎重な直面化を経て，転移そのもののメンタライジングに飛躍しすぎることなく移行してい

くことである。治療者は導き手であるのと同じくらい追従者であり，答えを告げる者であるのと同じくらい問いを発する者でもある。早送りではなくコマ送りの進行であるべきで，頻繁に停止して巻き戻し探索する。以降の章で，患者の自己理解の発展を促すと自負している技法の諸側面を説明していきたい。

第4章 メンタライゼーションに基づく治療の構造

　MBT全体の目的は，患者のこころが治療の焦点となるような治療プロセスを発展させることである。その目標は患者が以下のことをよりよく理解することである。自分や他者についてどう考えどう感じるか。それが他者への反応をどう左右するか。不可解な感情に意味を与え安定を保とうとして自分や他者を「誤解」することがどう行為につながるか。治療者が努めるべきは，患者にこの目標を気づかせることであり，治療プロセス自体を非神秘的なものとすることであり，治療の基本的焦点を患者に理解させることである。メンタライジングのプロセスが発展するのは，治療構造が注意深く定められている場合に限られている。憶えておくべき重要なことは，アセスメントのプロセス自体が治療の道筋の本質的要素であり，治療プロセス全体から切り離されるものではないということである。アセスメントは最初のセッションの大きな部分を成し，患者を治療自体に導く重要な側面である。とても重要なため，アセスメントについては第5章，第6章で別に扱う。

治療の道筋

　治療の道筋には主に3つの段階がある（図4.1参照）。それぞれの段階には異なった目的があり，特定のプロセスを促進させる。初期の全体的目的は，メンタライジング能力とパーソナリティ機能のアセスメントと，患者を治療に導入することである。特定のプロセスには診断の決定と，心理教育の提供，治療目的の段階表の作成，社会行動上の問題の安定化，薬物療法の見直し，危機対応の策定が含まれる。

　中期セッションにおけるあらゆる積極的治療作業の目的はメンタライジング能力を増進しつづけることである。この段階により特異的な技法の側面は第8章から第10章で議論される。終期では集中的治療を終わらせるための準備を行う。ここで治療者に求められるのは，治療を終えることにまつわる喪失感や，

達成してきた成果をいかに維持するかに焦点を当てることである。また患者と協力しながら，患者に特有なニーズに合わせた適切なフォローアッププログラムを作成することも求められる。個々の治療モデルの主唱者によってたびたび繰り返されてきた見方である，重症パーソナリティ障害患者が12〜18カ月の治療の後にこれ以上サポートを必要としない程度まで改善するという見方は非現実的であり，現実的な臨床実践というより研究上の神話の一部であり続けている。

初　期

メンタライゼーションのアセスメント
これは第5章で詳細に議論される。

診断の決定とアプローチについての紹介
精神保健の専門家たちは，患者にパーソナリティ障害の診断を下すことに強い不安を表してきた。軽蔑的な響き，評価的な態度，患者への非難，人の「魂」そのものへの攻撃，そして患者の人生への烙印づけ，について表出されてきた危惧は正当なものである。

図4.1　メンタライゼーションに基づく治療の構造

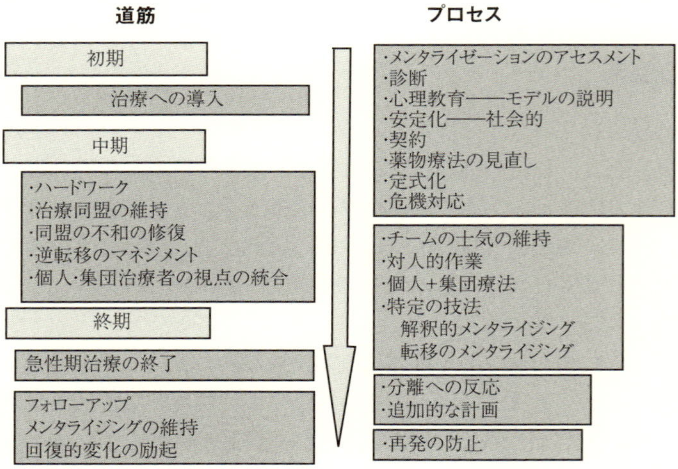

道筋	プロセス
初期	・メンタライゼーションのアセスメント
治療への導入	・診断
	・心理教育——モデルの説明
中期	・安定化——社会的
・ハードワーク	・契約
・治療同盟の維持	・薬物療法の見直し
・同盟の不和の修復	・定式化
・逆転移のマネジメント	・危機対応
・個人・集団治療者の視点の統合	・チームの士気の維持
	・対人的作業
	・個人＋集団療法
	・特定の技法
終期	解釈的メンタライジング
急性期治療の終了	転移のメンタライジング
フォローアップ	・分離への反応
メンタライジングの維持	・追加的な計画
回復的変化の励起	・再発の防止

私たちの患者の1人が不満を述べた。治療が終結してもはやパーソナリティ障害の診断基準を満たしていないというのに，彼女についての記録を読むやいなや，医療スタッフは疑いや戸惑いをもって彼女を取り扱うというのである。彼女に医療サービスと適切に関わる力があることは明らかなのにもかかわらず，である。

このような潜在的な不利益にもかかわらず，患者に正しい診断を下すことは必要かつ建設的であると私たちは強く信じている。それにしても，どうすれば有益かつ有用に診断を下せるのだろうか。併存症のない境界性パーソナリティ障害患者については，困難はあるにせよ，問題はより少ない。しかし患者が境界性，自己愛性，猜疑性，反社会性パーソナリティ障害を併存し，Ⅰ軸の障害も持っているとなると，問題はより難しくなる。私たちは疾病分類学の失敗を隠れ蓑にすることはできないし，不適切な診断システムについても責任逃れや非難ができない。あるいは，私たちは診断を信じていないと言い切ることもできない。たとえ私たちが分類的な診断システムを信じていなくても，精神保健サービスの誰かが患者に診断を下すかもしれないし，「治療不可能なパーソナリティ障害なので」彼らのニーズは通常のサービスには収まり切らないと彼らに告げるかもしれない。診断の価値についての疑念や疑義は適切かもしれないが，明確さを回避したり欠いたりしては，臨床家の能力について患者の不信感を引き起こし，治療同盟の形成をより困難にする可能性がある。

　あなたがパーソナリティについて分類的なアプローチを取り，ある患者がBPDであるという結論を下したとしよう。私たちの経験によると最もよいアプローチは，患者が自分をどう見ているか，治療者が患者をどう見ているかについて内省し反映（リフレクト）する患者の能力を刺激しようと留意しながら，直接的に説明

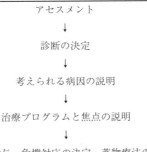

図4.2　初期

アセスメント
↓
診断の決定
↓
考えられる病因の説明
↓
治療プログラムと焦点の説明
↓
定式化の付与・危機対応の決定・薬物療法の見直し

するというものである。このことに取り組むにはたくさんの方法があるし，私たちに正しい答えがあるとは思っていない。読み手であるあなたにはその診断を説明するためのよりよい方法があるかしもないし，もしそうならばいままでやってきたことを維持すべきである。しかしながらMBTの観点からすると，診断を下す主要な目的は，あなたに患者の問題について考える能力があることを示す一方で，患者が自分の全ての側面について考えるよう，また治療者が患者をどう考えているかを内省し反映（リフレクト）するよう，刺激することなのである。

　診断を下す際には，あなたの言うことを患者が理解しているか常にチェックすることが必要である。患者がどの程度わかっているか，どの程度わかっていないかに予断を持つことは，あなたの側の反メンタライジングである。患者の知識を過剰に見積もれば，防衛を誘発するであろうし，過少に見積もれば，上から目線と咎め立てられるであろう。「患者があなたの言うことを理解したと確信」することも同様に反メンタライジングである。ポイントはあなたの知っていることを「話す」のではなく，知識の量をひけらかすのでもなく，内省と反映（リフレクション）を刺激することである。メンタライジングな治療者は，彼が言ったことについて患者がどう理解したかを明らかにしようとする。原則として，あなたが患者についてこころに思い描いていることが，患者が認識しているこころの状態と正確に一致しているかどうかを明らかにしようとするのである。あなたの見方を患者に説得しようとしてはいけない。

「診断についての話し合い」を始める

　あなたは診断について明言することから始めたいと思うかもしれないが，一般的には自分がどういう人物だと感じているかを患者に尋ねながら，診断に向けて繊細に歩を進めていくのが最良である。このプロセスに関する質問のいくつかが表 4.1 に要約されている。

表 4.1　診断を確立する
- あなたは 1 人の人間としての自分をどのように説明しますか。
- あなたが他の人と異なるところはどこですか。
- 他の人はあなたをどう説明するでしょうか。
- 親しい関係の中ではあなたはどういう人ですか。
- あなたの 1 人の人間としての一番の特徴は何ですか。

最終的には診断について切りだすことになる。

　「お話して頂いたことを全部まとめてみますと，あなたは境界性パーソナリティ障害であると私は考えます。これまでその診断について耳にしたことはおありですか？」

　もし患者が障害について前もって知識をもっているのであれば，いままで学んだことで何を理解しているかを尋ねるとよい。より具体的には，「診断がつく」自分について話し，考えていることの根底にある感情に接近するよう試みる。そのプロセスで不安を刺激される患者もいれば，何年もの間自分の身に起きていたことが精神保健の専門家に周知のものであり，よく知られた心理的問題のひとつであると言われて安心する患者もいる。一方，診断を非人間的で屈辱的なものと捉える人もいる。そのため治療者は，自らの態度を思慮深く，繊細で，ときに安心感を与えるものに保たなければならない。とりわけ，実際の意味を例示するために，患者の話から関連する例を抽出して説明するのがよい。以前の治療経験に基づく臨床例を思慮深く用いることは，患者本人への焦点を一時的に外すことでプレッシャーを和らげるうえで有用かもしれない。

　私たちの経験によれば，一度診断が繊細なやり方で呈示されたならば，それは哲学的問答とはならなくなり，根底にある問題が実際には何なのかを理解することへの刺激となっていく。これにはBPDの発達に関する私たちの理解について話し合うこと――説明すること――が必要になる。この点において，メンタライジングな治療者には葛藤が生じる。私たちはこの障害を愛着関係の中におけるメンタライジングの弱化として理解しているが，この理解を推し進めていくことは反メンタライジングになりうる。一方で，メンタライジングを治療の焦点とすることや，このような特定のアプローチを取る理由を患者が理解することは重要である。

説明を与える
心理教育

　心理教育は私たちのモデルと完璧に調和している。治療者はBPDの原因として考えられていること，それに伴う心理的問題やメンタライジングなこころを維持することの困難，治療の目標，および愛着関係の文脈でメンタライジングを安定させるために集団療法と個人療法とがどのように用いられるかを説明する。それにもかかわらず，患者が治療プロセスを理解するための第一の方法

は，「教育」を通してではなく，初回セッションの中で自らが作業に従事することによってである。治療者は患者が自分や他人についてどういう話し方をするかを注意深く聴き，メンタライジングの強さを示唆する特徴を見定め，情緒的能力を浮き彫りにし，このようなメンタライジングの肯定的な側面が表れるときには，それらを使って治療プロセスを説明する。

　　「そのとき何が起こったか，あなたはまさに理解しているように思いました。あなたが混乱したり傷ついたり，その他の感情に襲われたりするときにも，それができる力を高めることが，ここで一緒に行うことの中心です。治療中，あなたはここでも外でも，私たちに理解できないたくさんの経験に出会うことでしょう。治療の主な課題の1つは，こうしたときに私たちが探索をして，そのときあなたのこころの中に起きていることを理解できるようにしていくことです。」

境界性パーソナリティ障害の愛着の理解

　第2章で概説された私たちのBPD理解は治療初期，まずアセスメント面接において患者と話し合われるが，これは1回目の個人セッションと1回目の集団セッションでより詳しく話し合われることで補われる。

　治療者は個人セッションで治療を始める。これに続いて1回目の集団セッションが行われ，そこで患者は個人療法家が彼に伝えたことの振り返り(リフレクト)を行い，それをピア・グループで話し合うことになる。集団の中でさらに話し合うことの利点は，個人セッションで湧き起こってきた誤解や疑問を集団療法家が修正することができ，患者たち同士で探索できることである。

　BPDの起源を話し合う際に，原因が過度に単純化される恐れがある一方で，他方では過剰に複雑化される恐れもある。治療者が通り一遍と思われる説明をすると，恩着せがましく感じる患者もいる。彼らは怒りの反応を示す。他方で情報に圧倒される患者もいる。彼らは混乱する。従って治療者は説明に入る前に，患者の知識と新しい概念に親しむ能力を慎重に推し測ることが大切である。私たちの経験では，より高機能の患者は治療に訪れる前にインターネットで情報を検索することが一般的になってきているので，治療者はまず患者がその障害について何を知っているか探索するのがよい。「もしかすると，あなたは既にご自分で何か読んでいらっしゃいますか？」というようにである。患者に学んでもらう必要のある情報を教師が伝える学校の教室の真似をすることが「モデルを提供すること」ではない，というのが肝心なところである。練習を学校の授業のように捉えたい患者もいるだろうが，これは一般的にはメンタライジ

ングのスイッチが切られ，目的論的機能が優勢になっていることを示している。境界例患者は具象的な成果があることではじめてケアされると感じるので，教師のように情報を与えることが「本当の」ケアのサインであると変換される。ほとんどの場面で，患者に自分自身の人生から発達的モデルの各側面や自分との関連性を考えさせることがベストである。治療者は長く複雑な説明をするよりも，できれば患者自身の歴史や現在の問題の面から，モデルの各側面について短く簡潔な説明をするのがよい。説明は，自分の問題についての自己理解を見直すことを刺激するよう，患者個人に合わせたものでなければならず，メンタライジングを促進する中で，それぞれの問題領域が治療プログラムに結びつけられるべきである。

> 治療者：お聞きすると，あなたとお母さんは意見が合わず，お母さんは本当のことをわかっていないと感じていたようです。それでもあなたは，諦めずに自分が不幸せだと知ってもらおうとしました。10代のときも，困っていることをお母さんに気づいてほしかったように思います。例えば退学となったときには学校に来てもらおうとしたし，過量服薬したときには病院に来てもらおうとしました。お母さんがそれに応えてくれるとは思えなかった理由を，あなたはどう理解していますか。
>
> 患者：あの女が最低ってだけの話でしょ（発達の欠如がゆえの非メンタライジングな説明）。
>
> 治療者：もうちょっと複雑な話だったのではないかと思うのです。治療では，あなたがこのことをもう少し探索できるようにお手伝いしたいと思います。治療のひとつの特徴は，患者さんが自分で理解していることのいくつかを，とりわけ患者さんがいま現在物事をどう理解しているのかを考え直してみるように勧めることです。集団療法の中では，あなたの問題に関する他の人の理解を聞く機会があります。それはあなた自身の理解を見直す助けとなるでしょう。
>
> この人たちはわかっていないと，感じるようになる可能性もあります。もしそうなったら知らせてください。私たちはみんな過去の経験を現在の状況に持ちこみます。あなたはいままで本当には誰も信じてこなかったと話してくれました。あなたは私たちが理解しているか常に用心するようになるでしょう。そのときは，あなたの個人治療者に話してください。もしグループに伝えようとしていることを彼らが誤解していると感じたら，グループにそれを伝えてください。

治療プログラム

　MBTには2つの変種がある。1つめはデイホスピタルプログラムで，患者

はそこに初めのうちは基本，週5日参加する．このプログラムの最長期間は18〜24カ月である．MBTの2つめの適応は18カ月の集中的外来治療で，これは週1回50分の個人セッションと週1回90分の集団セッションで構成されている．双方のプログラムとも，集団治療者は個人治療者とは異なっている．

　デイホスピタルプログラムに入るには，以下に示す特徴のうち少なくともいくつかを示している必要がある．自己や他者への高いリスク，不十分な社会資源，入院が繰り返され日常生活への適応が妨げられていること，不安定な住居，薬物誤用，そして脆弱なメンタライジング，である．日常生活への適応力を示していたり，安定した社会資源や住居を有したりしている患者は，集中的外来プログラムで治療を行う可能性が高い．とりわけ，彼らのメンタライジングプロセスの特徴が親密な情緒的関係における脆弱性に限られている場合にはそうである．

　目下のところ，パーソナリティ障害の重症度について広く認められた指標はなく，それゆえ確立した計測手段の得点によって患者をどちらかのプログラムに割り当てることはできない．最初に検討すべきことはリスクと社会環境の不安定性である．リスクが高く，住居を転々とし，携帯電話も持っていないために，約束どおり参加しない場合に追跡もできない患者の治療に責任をもつことには価値が乏しい．そのような人の場合，デイホスピタルプログラムに導入することで，特定の限られた時間だけではなく平日の日中全てを通して参加する機会を与えることになり，混乱の最中にあっても，治療同盟を育んで参加が安定するまで接触を保つことができるようになる．

デイホスピタルプログラム

　このプログラムは，黙示的メンタライジングのプロセスに焦点を置く個人精神療法及び集団精神療法と，明示的メンタライジングの能力を促進する表出療法の組み合わせである．

　私たちはよくプログラムの詳細について，厳密な構造やそれぞれのグループの内容を尋ねられるが，これはおそらく治療の組織化においてはさして重要でない側面である．重要なのはプログラムの異なる側面の相互関係や異なる治療者間での連携，グループ間でのテーマの連続性，そして期間中治療が実施され続けるという一貫性である．このような非特異的側面がおそらく効果的な治療の秘訣であり，治療活動の特異的側面はまだ決定をみていない．

　もはや読者には驚きでなくなっているだろうが，私たちはメンタライジング

に焦点づけることでプログラムを統合させている。全てのグループがメンタライジングを増進するという包括的目的を持ち，こころを使ってこころを探索することを促すという枠組みの中にある。例えこの目標への道筋が芸術活動や作文のような表出技法を通したものであっても，そうなのである。

プログラムの詳細は私たちの最初の本に収録されている。

集中的外来プログラム

患者には週1回ずつの個人セッション（50分）と集団セッション（90分）が提供される。これは「選べる」メニューではなく「定食」であり，患者に課される負担は，デイホスピタルプログラムの患者に課されるものよりも重い。というのは，このプログラムの患者たちは混乱の度合いが少なく，より高いメンタライジング能力を持ち，注意や感情をコントロールする能力をある程度持っているからである。私たちは治療の初めに，プログラムの2つの側面，つまり個人セッションと集団セッションは分かれたものではなく，どちらかを頻回に休めば治療の継続について話し合うことになると明確化する。欠席を理由に単に除籍するというのは私たちのやり方ではない。そうではなく，誰かがプログラムのどちらかを休んだならば，次に参加したセッションが個人セッションであっても集団セッションであっても，そこで欠席を話し合うというのが，私たちの指針である。個人セッションへの欠席よりも集団セッションへの欠席のほうが一般的なので，集団セッションに欠席すると，個人治療者は次のセッションで根底にある不参加の理由を探索する必要がある。手助けしてもグループへの復帰が不可能と思われるときのみ，プログラムからの除籍という問題が起こってくる。どの程度の欠席でそうなるのかを正確に決めておくことはできないが，患者は治療の始めに，いずれのプログラムも欠席が長引くと除籍となり，治療について再検討するために，通う負担の少ない外来クリニックに移ることになると伝えられている。プログラムへの復帰は可能だが，根底にある不安を取り扱った後に限られる。

欠席についてより厳しい姿勢が取られるのは，多くの患者が個人セッションを集団セッションより受け入れやすいと感じ，前者には参加しても後者には参加しないからである。そのためよくわかることだが，ことあるごとに，患者や他の人からいったいなぜ集団セッションがあるのかと尋ねられることになる。「グループはよくないし，そこから何も得られない」と言うことが繰り返されるかもしれず，結局個人治療者がグループの目的を説明することになる。治療

者は，この質問から逃げることなく，質問をメンタライジングの見地から理解しつつ，集団作業の大切さについてよく考えた説明を重ねるのがよい。もちろんアセスメントを終えるまでに一度集団精神療法を行う理由を説明しておくべきである。

なぜ集団か？

多くの患者は集団精神療法への参加をしぶり，集団精神療法が現実になるとすぐにやる気のなさが表面化してくる。アセスメント面接では集団作業が欠かせないことを受け入れているように見えて，実は個人精神療法に入るためにそう言っているだけということがある。このことは治療が始まったらすぐに取り組まなければならない。境界例患者は，他者の問題を聴いているとき，自分をこころの中に保持する能力や，他者もこころの中に自分を保持しているということを認識する能力が低い。集団への不安や，他者との関わりが過剰になったり過少になったりを揺れ動くことはこのことからある程度説明できる。彼らは誰かの問題に関わると，自分自身や他者のこころの中の自分を見失い，そうなるとひとりぼっちで自分がないと感じはじめ，自分を守るために他者から急に距離を取ることにつながる。

過保護になったり脅かしたりせず，勇気づけ説明的になるように，集団療法についてなるほどと思えるような理由づけや，患者への話し方が必要になる。もしチームがメンタライジングの枠組みの中で，集団療法の理由について自分たち自身の理解を深めることができればそれが最善である。一貫した説明を与えられるし，包括的アプローチと一致させることができるからである。

多くの治療者が集団療法について説明する際には，社会集団内で機能する人々の能力と，この高い水準でのメンタライジングを必要とするきわめて複雑なスキルを練習するために集団療法がどう利用できるかということを話す。多くの点で，常に変わりゆく社会状況や社会集団の中でうまく機能する能力は人間の特質であり，多くの境界例患者は「いばらの道」に入り込むと代償不全を起こす。社会的やり取りは不安を生みだし，誤解があふれ，こころの破綻は避けがたく，しばしば闘争か逃避へと至る。それゆえ私たちは集団療法を説明するために，集団への意識的不安について話し合い，それらを社会的場面で友人や他人に混ざるときの体験と結びつける。私たちは患者が集団にもつ感情を理解しようと試みる。例えば，いつも剝奪されているという感情や，他者が自分の問題に関心を持ってくれないのではという心配を感じる際，それを他者と分

かちあわなければならないことについてである。しかしなによりもまず私たちは集団療法の力——強い負荷のかかる状況において，メンタライジングを保ちながら不安を管理する能力を促進する力——について論じる。集団の中でこそ，複雑な状況の中で沸き起こる情動状態と，メンタライジングを続ける能力とのバランスを保つ練習ができるのである。グループはたくさんの他者のこころを理解しようとすることと同時に，自らをこころの中に保持するよう患者に求める。これは全ての関係において欠かせない能力である。

以下は，集団精神療法がなぜ必要なのかについて患者に行った説明である（セッション全体を圧縮したものである）。これが完全な説明であるというわけではないが，本質的な要素は含まれている。すなわち，グループの目的は，自分自身のこころや他人のこころについて，力動的プロセスの中で考えることであると示唆しているのである。

> 集団は私たち全てにとって難しいものです。しかし生活していく上で避けて通れないものでもあります。私たちは他者と出会い，他者と関わりながら機能しなくてはなりません。そのため，ときには感情や考えを抑えます。攻撃を招き，望ましくない反応を引き起こすとわかっているからです。これら全てに対処していくことが，日々の生活の一部なのです。私たちは，自分に正直でありつつも，どのように話すかを学ばなければなりません。グループの目的はこれらを全て練習することですし，個人的なことや他者への感情であっても，否定的な反応を引き起こすことなく話し合え，言いたいことを言えたと感じられるのだということを学ぶことです。これには自分自身の動機だけでなく，言おうとしていることに対する他者の反応を理解することも大事です。他者の反応を考えることができるようになり，それに沿って考え方を変える必要もあります。そうしなければ，他者に自分の見方を取るよう主張するだけになってしまいます。私たち全てがもつ課題のひとつは，異なる見方を尊重するということです。私たちはグループの中でこのプロセスに焦点を当てます。もしグループで話すことに問題があれば，個人治療者に話すことができます。これにより自信を持ってグループで話せるようになることを願っています。

契　約
基本的ルールを明確化しガイダンスをする

私たちは医療サービスの中で患者に精神療法を行う際に適用される，ごく一般的な「導入にあたってのルール」に従っている。私たちには患者を人間として尊重しつつ，専門的に治療プログラムを実施する義務がある。これは患者に

治療の枠組みの中で自分の困難に取り組む義務があることに対応している。暴力や薬物およびアルコールの使用や，患者間の性的関係については特に「ルール」がある。つまりこれらは両者とも治療の妨げになるのである。これらは基本マニュアルのプログラムの説明にて，より詳しく議論されている。ここで問題にしたいのは，治療者がどのように「ルール」を説明するかについてである。

全般的「ルール」やガイドラインについては率直に伝えるのがよく，それらについてのリーフレットや情報シートがあったほうがよい。それらは患者と治療者の双方にわかりやすく，できるだけ明確にしておくのがよい。理由を説明することなく，単に「ルール」を宣言することやガイダンスをすることは適切でない。なぜそれらが必要か話し合い，患者と探索する必要がある。質問なく規制を受け入れる患者もいれば，同意しているように見えて私生活では無視していたり，少なくとも自分には当てはまらないと感じていたりする患者もいる。「ルール」を権威主義的であるとか，法的強制力がないとか制限的過ぎるとかと見て挑戦する患者もいるであろう。反応がどんなものであれ，治療者は推奨する根本的理由について論じ，患者の反応を探索するのがよい。それでは根本的理由とは何なのであろうか。

第一に，メンタライジングを弱めるものは全て治療プログラムに反するという全般的見地がある。薬物やアルコールは精神状態の探索を変容し，妨げ，治療の包括的な目的を台無しにする。性的関係はグループの他者を遠ざけるこころの「つがい」を伴う。暴力は恐怖を通してこころを支配し，こころを開くというよりも閉ざしてしまう。それゆえ，患者には，グループ全体への関心を弱め，グループを遠ざけてしまうもの，自分たちについての内省と反映(リフレクト)を妨げてしまうものは何であれ勧められないと示唆する。第二に，メンタライジングを司る脳領野と，薬物やアルコール，あるいは性的関係によって影響を受ける領野はいくらか重なっているという説明をする。これには多くの患者が驚く。これを説明するためには，誰かが興奮していたり恋に落ちていたり大麻を吸っているときには，他者のことをこころに留めておく余地はなくなっているでしょう，と指摘するのが一番よいとわかった。恋愛をしている人は内省し反映(リフレクト)するのではなく愛する人に心を奪われており，大麻で「ハイ」になっている人は自分中心になっていて周囲の他人に気づかない変容した意識状態になってさえいるかもしれず，暴力的で威嚇的な人はこころをすっかり乗っ取られてしまっている。嗜癖を司る神経生物学的システムと愛着関係を駆動させる神経生物学的システムの重なりについての私たちの見解は他書で詳しく論じた（「さらに読

むとよい文献」を参照)。最後に，私たちは経験的データから，BPDが時間経過とともに改善していくが，この自然な改善は物質誤用のような要因の影響を受けうることも知っている。それは，適切な社会的および対人的環境の利用を妨げ，寛解の可能性を減じるような要因である。患者にはこのことを知らせておくべきである。

個人契約

　ルールは集団全体に適用され，包括的治療プログラムの統合性を保ち，職業的な関わりの境界を定めるものである。契約は個別化され特異化されることが多く，しばしば治療中問題となりそうな特定の領域に的を絞っている。私たちは契約を強く薦める立場ではない。メンタライジング能力が揺れ動くということは，ある時点で契約に同意している患者が，異なる文脈で同じ意思能力を持つとは限らないということを意味している。あるいは，契約に同意したときのこころの状態に後から気づくかもしれないということを意味している。効果的なメンタライジングのためには，患者がいかなるときでもこころの状態を理解し，未来に自らを投影することができ，その時点でありえそうな自分の情動状態を認識し，過去のこころの状態について内省(リフレクト)し，多くの異なる文脈の中で可能性のあるこころの状態を考えることが必要である。契約は将来に影響を与えるので，同意するにはこれら全ての能力が必要になる。しかし重症の境界例患者はこうした能力を保つことはなく，契約にあたっては次の二者択一しかできない。つまり，それにはほとんど意味がないとか，通り一遍の意味しかないと考えてためらいなく契約に同意するか，患者をさらに試し失敗させ恥をかかせるものと受け取って挑戦するかである。義務を履行できないかもしれないと契約への同意をためらう慎重な患者は，すぐにサインするだけの患者よりも高いメンタライズ能力を持っているとさえいえるかもしれない。治療者はこの不確かさを受け入れ，契約がもし破られたとしても失敗の感覚を引き起こすことのないようにしておくことが重要である。

　契約を交わすことにまつわる危険がいくつか存在する。非常によくあることとして，契約が懲罰的で達成不能なものとなり，治療者が柔軟性を制限される立場に置かれることがある。しばしば治療者は契約を，治療を妨げる行動をコントロールするよう圧力をかけるために導入する。こういう捉え方にも多少は共感をおぼえるが，重症パーソナリティ障害にあっては限られた効果しかないことがわかった。とりわけ，契約を交わすもっとも一般的な理由である出席率

改善や自傷および自殺企図の減少においてそうであった。こうした状況下で患者は，そもそもそのために治療を求めた行動をコントロールするよう求められるので，失敗の可能性が高い。治療外の無秩序な行動を治療の中に反映させ，セッションを続けて休む患者を除籍し，治療への早期の復帰をなしにすれば，単にサービスの利用が減少するだけである。患者の中で，特に反社会的，自己愛的な特徴をもつ患者には，契約による制限を打ち負かしたことを勝ち誇り，治療上の境界に挑戦し治療不能に持ちこむことを楽しむ者もいるかもしれない。最後に，法令に基づく保健サービスの中では負の結果を伴う契約を強制できない。もちろん，明らかに失敗している治療を提供しつづけないことが重要であるとしてもである。こうした状況になったら，代わりとなる援助を提案する必要がある。

定式化

　最初の定式化は個人治療者が，最初の数セッションを経て，治療チームと議論した後に作成する。その際は，さらに検討していくために書面にしたものを患者に与える。定式化の目的と重要な点を，表4.2に示す。

　定式化がオープンに話し合われ，改訂や再改訂がなされていけば，チームはお互いに正直さと思いやりとをもって共に仕事をすることができ，集団内の過度な競争や個人間のライバル意識が抑制されるであろう。それぞれのチームメンバーは，患者の情動状態を刺激しすぎることなく，患者と定式化について話し合うスキルを蓄積していくであろう。あらゆる患者にとって，自分がどのような人物になりうるかについて，他の誰かがどう考えているかという率直な説明を読むことは，かなりの動揺を引き起こすものである。患者にとってその重要性は過小評価すべきでない。

　　　ある女性患者が，医学的な記録を全て伴った自分の定式化を読んでその情報に圧倒された。以前の精神科医と精神療法家による紹介状を読んで，拒絶されたという以前の感情が再び湧き起ってきて動揺したのである。その感情は，彼らから専門的な治療に紹介すると云われたときに体験したものであった。彼女は治療の紹介という形で見捨てられ，騙されたと感じた。紹介された本当の理由は彼らが患者に対処できず，リスクの高さに臆していたからなのに，それを言わずにいると感じた。要するに彼女は，紹介状に書かれた内容は彼らが彼女に怯えていたことを示唆するものであると信じた。これには多少の価値はあったが，それが全てではないことも明らかであった。彼らが出来事全てを文書化するために細心の注意を払っており，彼

女について相当じっくりと考えていることを理解すれば，拒絶されたという感情を調節できるはずであった。それにもかかわらず，定式化を伴う医学的記録を読むという体験は圧倒される感情につながり，彼女は，記録を読み彼女の反応について話し合った直後に，チームのメンバーを目の前にしながら自傷した。

　定式化においては初期目標をはっきり記述し，それを達成可能にする治療の諸側面と結びつける。そこにはメンタライジング，発達，現在の機能という観点から，問題の根底にある原因に焦点化しながら発展させてきた共通理解の要約が記される。定式化にはまた，患者の社会面，対人関係面での適応という観点からの長期目標が含まれる。これはメンタライジングの改善を示す重要な指標になりうる。定式化を書くということは，明確でないこと，単純化しすぎること，こころの作業を他者の批判に晒すこと，への恐れに向き合う作業のひとつなのである。

　　定式化の例
　　Aは22歳の女性で，他者と建設的な関係を持つことが難しく，自分を疑い続け

表4.2　概念化

- ◆ 目的
  - 治療者と患者それぞれのために考えをまとめる——**異なるこころを理解する**
  - 形式に則った方法でメンタライジングな接近法のモデルを示す——患者がそうできると予断すべきでない（明示的で，具象的で，明確に，例を挙げて）
  - 真実性について謙虚であることのモデルを示す
- ◆ リスク管理
  - 志向的な観点からリスクとなる要素について分析する
  - 定式化によって刺激しすぎることは避ける
- ◆ 自己についての信念
  - 特定の（変化する）内的状態との関係
  - 歴史的側面を文脈に位置づける
- ◆ 対人関係における主な現在の課題
  - 挑戦を伴うもの
- ◆ 肯定的な側面
  - メンタライゼーションが働き状況改善に有効だった出来事を強調する
- ◆ 治療の展開の予測
  - 個人療法と集団療法の影響

ている。何度も自傷を試みており，抗うつ薬を過量服薬し集中治療病棟に入院した後に紹介された。ここ1年以上働くことはできていなかったが，それ以前はパートタイムの秘書として働いていた。4人同胞の最年長で，母を厳格で頑固で支配的だと体験している。父とはより距離が近く，母は「難しい人」という点で意見が一致していた。彼女は，無統制な行動などを理由に学校から退学処分を受けていた。学校で彼女はいじめを受けており，8歳から11歳までの間，年長児から定期的に性的虐待を受けていた。そのことを学校には知らせたが，学校は彼女を信じなかった。しかし彼女は両親には決して知らせなかった。

　彼女は自らを他者からの承認次第の存在と見ている。それなしではすぐ不安定になるのである。このことは過去に彼女が持ってきた関係の多くに当てはまる。そこでは他人がして欲しいことであれば自分がしたくないことでもして承認を求めるという特徴があった。このことは性的関係にも及んでおり，彼女は2人の男性に虐待されていた。苦痛を負わせたいという彼らの願望に受け身的に従い，満足させてきたのである。

　このような発達的，対人的困難があるにも関わらず，彼女はなんとか学校を卒業し，多くの試験で好成績を収めた。しかし大学へ入学し一学期を終えた後大学に戻れなくなり，母親の嘲りにあった。彼女は秘書の仕事を得たが，1年前にはっきりしない理由で破綻した。Aはある朝起きると，仕事に行けないと感じたのであった。

治療への導入

　Aは始めは治療に入れるであろう。それは部分的には自分の問題を認識しているからであるが，私たちを喜ばせ承認を得ようと望んでいるからでもあろう。

　もし彼女が適切に認識されていないとか，他人が彼女に十分な注意を払っていない（例：グループで十分な時間を与えられないなど）と感じたら，まずは何も言わないまま苦しみ，そのうち来院を止める可能性がある。集団療法の治療者はこの点に注意を払うことにしたい。

　関係のなかでの不安や，他者に受け身的に関わろうとする傾向から，他者からの搾取に対して脆弱であるかもしれない。ここには集団内の他のメンバーも含まれるので，個人療法の治療者はこのことが個人セッションにおける重要な力動になるかもしれないということを認識しておくのがよい。

関係性の困難（個人と集団）

　Aは願望や欲求を他者に明確に示すことが苦手であると気づいており，ときには自分の願望や欲求が何であるのか実のところわからないということがある。

　彼女は他者の願いこそ自分の願いと受け入れる傾向があり，両者を分けることが

できない。代わりに，彼女自身の願いを確立させようとする試みからは身を引く。

彼女は，とりわけ自分が何かの点で他者を失望させたと感じるときに，他者を脱価値化しやすいと認識している。このことはアセスメントで探索され，拒絶されたという感情に対処するための方法であるとされた。

彼女の行動は受け身的で，他者に対して需要的になるけれど，このような解決策は不満足なものであり，彼女は怒りを感じたり，誤解された感じ，無視された感じになる。

その他の問題の領域（集団）

Aは他者の話をとても注意深く聴こうとするので，容易に疲れてしまう。このことは集団療法中に彼女がみんなの話を聴こうとするときにより明らかになるかもしれない。

彼女は他者の役に立つことをして，他者の問題を解決しなければならないと感じている。このことがグループにおいて援助者になることで表されるかもしれない。

他者との関係性の中で怒りや不安を示すことができないことにより多くのエネルギーが費やされ，疲れや気乗りしない感じが加わるかもしれない。

彼女は排除されたと感じると静かになり引きこもる傾向があり，それが長い間の特徴であったことを認識している。彼女は，他者を「バカ」とか「俗物」とみなすことで，これを他者のせいにする傾向がある。

自己破壊的行動（個人）

断続的ではあるが，平均して週2～3回，夜にアルコールや大麻を用いる。大麻使用やアルコール暴飲の後，遅くまで起きている傾向があり，このことは治療の妨げとなるので，個人療法の早期のセッションで焦点を当てる必要があるであろう。

手首や太ももの自傷は基本的にほぼ毎日起こる。このことは，高い水準の緊張状態で困惑を感じることに関連して起こり，それはしばしば他者との困難なやり取りを経験するときであるとAは認識している。これは個人療法の初期セッションで取り扱う。アルコールや大麻使用とのあらゆるつながりも考慮に入れること。

メンタライジング

具象的メンタライジング

Aは人が何をするかに基づいて人を判断する傾向があり，確かめることなく予断をもつ。彼女がいま仲良くしている友人に2週間話しかけなかった理由は，前もって約束した時間に友人が電話をかけてこなかったというものである。このことは友人が彼女を気にかけていない証拠であると，彼女は感じている。

問題を解決するために何をすべきかという彼女の提言に同意しない人がいると，

彼女は自分がその人から嫌われていると思い込む。

内省や反映に反するメンタライジング（アンチ・リフレクティブ）
　　意見の不一致は避けられ，他者の意見に黙って従う。
　　違いが生じるときには引きこもり，いかなる葛藤も避ける。
　　アセスメントの中で，彼女はある領域を積極的に避けていることに気づいた。彼女は何かに答えるときによく「たぶん」とか「別に」と言う。そのことを指摘されると，彼女はそういう台詞が何かを話したくないということを意味しているということに同意した。

過敏なメンタライジング
　　Aは多くの時間を費やして自分の問題を考えてきた。そして，前期の後で大学に戻れなかったことや，もはや働けそうにないことを恥ずかしいと感じている。この恥は彼女を失敗作と見る母親の意見に一致したもので，非常な苦悩を呼び起こすことを彼女は認識している。
　　彼女は時間をかければ他者のこころの中にあるものを理解することができるが，不安になるとこころの明瞭さを失い，不安定になる。このことに対処する唯一の方法は引きこもることである。彼女は他者の意見に過敏なことにも気づいているが，どうしたらよいのかわからずにいる。
　　彼女は互いに理解しあえると感じられる関係をつくりたいと思っている。彼女はこころの底にある感情を説明できたとき，関係に変化が生じることに気づいていた。もっとも親しい友人が約束の時間に電話し損ねたときから，彼女は友人に話しかけなかったが，彼女は自分がいまだに許せずにいることに気づき，友人にメッセージを残した。

　定式化の書面は個人セッションの中で話し合うために患者に提示される。個人セッションが旨としているのは次のようなことである。すなわち，治療者の患者理解は，患者の問題について共同で発展させてきた仮説であり，この理解は患者本人の影響を受け，追加の証拠が積み重なることで再定式化される。もし患者が定式化のある側面に同意しないならば，不一致の根底にある理由について考え，適切であれば，それに沿って自分の意見を修正するのが治療者の義務であり，そうしていることを示すべきである。

振り返りと再定式化
　部分的入院プログラムや集中的外来プログラムの全ての患者は，3カ月ごと

に治療チーム全体と共に振り返りを行う。集中的外来プログラムでも同様のプロセスが起こる。集団治療者，個人治療者，精神科医，その他の関連する精神保健専門職が患者と会い，進歩したことや課題など，治療の諸側面を話し合う。臨床家と患者が一堂に会して行うミーティングによって，あらゆる人の視点が考慮され，一連の一貫した考えに統合されるというだけではなく，メンタライジングが——異なる視点についての議論を通してみられるように——理解を促進する建設的活動としてのモデルになる。この定期的な振り返りは再定式化につながり，継続中の治療の基礎を形づくるのである。

薬物治療の見直し

よい医療の一部として，全ての患者は定期的に薬物療法についての見直しを受けるべきである。この見直しは「振り返りと再定式化」のミーティングで行うこともできる。多くの患者は長期にわたる薬物療法の後に紹介されており，50％以上が抗精神病薬，抗うつ薬，気分安定薬，抗不安薬，睡眠導入剤の併用療法を受けている。薬物療法は治療の始めに見直しを受けるが，それが明らかに危険であったり不適切であったりしない限り，すぐに処方を変更することはまれである。私たちが勧めるのは，薬物療法について定期的に見直しつつも，あなたが患者をよく知り，患者もあなたを知るようになって同意を得られるまでは変更しないということである。一般的な治療手続きとして，私たちは米国精神医学会（2001）によって出版されたBPDにおける薬物使用についてのガイダンスに従っており，患者にガイダンスが勧めていることについて情報提供している。

危機対応

ほぼ全ての境界例患者が治療中に危機を体験するが，全ての患者に合う単一の危機対応というものは存在しない。危機的な出来事に際してなすべきことを明文化し，患者と同意しておく必要がある。書かれたプランの概要については第一のマニュアルで提供されている。ここではプランを練り上げることに関する実践的側面についてのみ議論する。メンタライジングの見地からすれば，患者に計画を「与える」ことは不適切であるが，患者の深刻な自己破壊的行為を妨げられるよう，患者が必要なときに支援を求めやすい方法を定めておくことのほうが適切である。

危機計画の作成中に，アセスメント担当者や個人治療者がよくする質問は以

下のようなものである。

> どのようなことを感じると，サービスに連絡を取りたくなるような不安や苦悩が生じますか？ 以前はそうした感情にどのように対応していましたか？ そうした状況で私たちが手助けできるのはどのようなことであるとあなたは感じますか？

可能な介入を定めたなら，それが週7日，24時間実施可能かを検討する必要がある。多くの危機は夕方から夜，あるいは週末に，ひとりぼっちであるとか，信頼できる治療者から見捨てられたと感じるときとかに起こる。もし患者が治療者をこころの中で表象できるのであれば，家でも他者と一緒にいる自分を楽しめるであろう。そうでない場合，患者はこころの中で一緒にいる治療者の姿を見失う。苦痛に満ちた空虚感を体験し，圧倒されそうになる。

> 「就業時間中に私たちに電話することは役に立つといえるかもしれません。しかし夜にこころ寂しくなるようなことが起きて，私たちがここにいないときにはどうでしょうか？」

もし患者が助けになるようなことは何も考えられないと言うならば，特に時間外の危機について考えるようにと言い続ける。彼らのパニックはしばしば治療者やチームの不在に関するものである。こうした状況下でもし患者が目的論モードで機能しているならば，治療者らの実在の代わりになるものは存在しない。この心理的モードにおいては，患者をこころに留めている治療者の像を自分のこころに留めておく能力が失われており，それは治療者の実在でしか修復されない。そうなると問題は，治療者がいないときに，生きて活動している治療者をどのように自分のこころに留めておけるか，ということになる。境界例患者におけるパニックのこの側面を理解し損なうと，薬物療法や入院を不適切に用いることにつながる。これらは関係性を失った患者にとっての「代理の」世話人として用いられることがしばしばある。どちらの反応も，苦痛な感情に向き合い，内側から宥めていくこころの状態を回復させるための代わりの方法を見出そうとする，という責任を患者から取り除くことになる。患者の中には，穏やかな感覚を回復させる創造的な方法を見出すものもいる。

> ある女性患者はいつも週末やひとりで過ごす夜に自殺したくなることに気づいた。危機計画には予め社会との関わりを計画しておくことと，患者自身の「手」と治療者の「手」を演じる「カードゲーム」を作ることが含まれていた。そうすることで，

彼女は治療者が目の前にいたならば彼がどう振舞ったであろうかということにこころを傾けることができた。このカードゲームは彼女が自ら作り上げたものであり，彼女がそれを用いたときにはいつでも，次のセラピーでなぜそうする必要があったのか話し合い，そのゲームがどう進んだかを話し合った。したがって，このゲームは患者の危機計画に含まれていた。

そのような患者特有の計画に加えて，治療者は利用可能な緊急システムの概要を説明する。緊急チームは危機計画の全容に通じており，次の平日に治療チームと問題を話し合えるようになるまで，緊急事態を乗り切る手助けになりうることを強調する。その場合，患者とチームは30分以内の緊急面接予約を取り，もっぱらその危機に話題を絞り，再発した時にどう状況を安定させるか，患者や他者の安心および安全をどのように回復させるかを話し合う。危機についてのさらなるワークは，集団セッションや個人セッションの中で行うべきである。

中　期

患者にとってきつい作業が生じるのは中期においてである。治療者にとってこの時期はよりたやすいように思われるかもしれない。初期の取り決めが交わされたこの時点で，危機の多くは収まっており，治療で取り組むことの水準もはっきりしてきており，患者のモチベーションも上がっていて，個人療法と集団療法の中で作業を行う能力もより明確になっているためである。加えて，治療者は患者の全体的な困難についてよりよく理解できており，患者のしっかりしたイメージをこころに保っている一方で，患者も治療者の弱点や仕事の仕方に気づくようになっている。

このようにいくらか楽観的な未来が描ける患者や治療者がいる一方で，治療の道筋が分断し続けており，メンタライジングへの焦点づけを維持しながら治療同盟の破綻を修復し，治療者自身や患者の動機づけを維持することが治療者の主たる課題となる患者もいる。中期に関連した技法は第8章〜10章で議論したい。ここでは私たちは，チームの士気を高め維持する必要について述べておきたい。これはスーパーヴィジョンによって築き上げられ，逆転移反応に留意することで可能になる。

チームの士気

　チームの高い士気を維持することは「燃え尽き」を防ぎ，患者や他の治療者に対する不適切な情動的反応を最小限にするために不可欠なものである。短期間治療施設に入るだけでも底流する雰囲気はわかるものだし，ユニットの雰囲気が介入の効果や患者の転帰に影響を与えるというエビデンスが相当にある。デイホスピタルプログラムも集中的外来プログラムも双方とも個人療法と集団療法を提供する複数の治療者がいる。いうまでもないことだが治療者間で問題が起こり得るし，もしそれが解決されないならば治療実施の妨げになる。このことによく留意すべきである。

　チームの士気とは，チームの全体的な安全感や，基本的な態度を指す。肯定的で希望に満ち，熱心な態度は，同じような感情を患者にも浸透させ，治療プロセスへの関わりを促すであろう。否定的で不安に満ち，希望のない態度は絶望を助長し，患者の内的な感情の多くを映し返すことになるので，患者は内側にあるものがいまや外側にあると感じ始める。つまり心的等価が確定されてしまう。

　チームの士気は，患者にとっての治療の焦点すなわちメンタライジングが，治療者間の相互作用の中心にもなることで維持される。治療者はお互いの見方について話し合っているとき，説教したりこだわったりしていることについて，メンタライズする姿勢を実践できるようになる必要がある。スプリッティングはその他ほとんどの精神障害に比べ境界例患者の治療でもっとも頻繁に記述されるが，患者の問題というよりむしろチームの問題であることはあまり認識されない。意見が一致しない治療者たちは統合と調和に向けて共に取り組む必要がある。治療者の相互作用をそのままにしておけないのなら，治療者の士気を維持し，モデルを遵守できるようにするため，治療者間のケースカンファレンスが予定表の中に組み込まれる。

　デイホスピタルプログラムでは，短時間のチームミーティングが日課になっており，集団セッションや個人セッションの中で起こった臨床的な問題について話し合う。集団についての話し合いを取りまとめるのはもちろん集団治療者である。そして患者それぞれについての治療全体でのチームの見解をまとめる責任は個人治療者にある。

　集中的外来プログラムでも，個人治療者と集団治療者はセッションとセッションの間に話し合うことにする。個人であっても集団であっても，治療者がそれぞれのセッションに先だってもう一方の治療セッションの中で起こったこと

を知るためである。集団セッションと個人セッションが終わった後に短いミーティングをするように設定してもよく，そこで治療者はセッションについて報告する。もし可能なら意見の相違を明らかにし解決するのがよく，それぞれの治療者は共同治療者の見解を理解しようとすべきである。ある程度の相違は必ず起こるもので，これらは週1回開かれるより大きなコンサルテーション・スーパービジョンミーティングで話し合う。見解を統合し，集団セッションと個人セッションで用いる戦略について意見を一致させるのはこの場においてである。こうすることで，治療者がメンタライジングモデルを保ちやすくなる。私たちの経験によると，このモデルは脇道に逸れやすいし，治療者は力動的か認知的かを問わず自分のオリエンテーションに立ち戻りやすいからである。

終　期

　いまやよく知られていることであるが，境界例患者は時間経過とともに自然に改善し，その改善幅はかつて信じられてきたよりもずっと大きい（Zanarini et al., 2003, 2005）。しかし，改善するのはもっぱら衝動的行動と感情不安定性の諸症状である。これは一見よい知らせのように思われるが，同じデータが示しているのは対人的および社会的機能は損なわれたままということである。他者との複雑な関わり合いや，困難な社会状況についての込み入った交渉事，そして組織との関わりは治療に反応しづらい。もはや自傷行為をしない境界例患者でも，他者と建設的な関係をつくることができないために，いまだ著しく幅の狭い生活を送っているかもしれない。他者との建設的な関わり合いの仕方を学んでいかなければ，人生をどう生きるかという点において無力なままである。終期の焦点は，症状や行動上の問題がコントロールされている限り，初期および中期の仕事を統合し定着させつつ，対人的および社会的側面での機能に置かれる。目標を表4.3に要約する。

　終期は患者にまだ6カ月の治療期間が残されている12カ月目の時点から始まる。力動的治療の原則に即して，私たちは治療終結とそれに関連した分離の反応を，治療効果を定着させる上で，とても重要なものと考える。患者がここを去る体験を適切に話し合えないと（付随して，治療者の側の終結プロセスが不適切であると），感情に対処するための早期の方法が再出現し，それに伴ってメンタライジング能力が減少するかもしれない。結果として，社会的および対人的機能が低下する。

治療の行程を通して，治療者は時間認識を維持しておくことが大事である。無意識には時間がないので，共同作業に濃密に取り組んでいると，患者も治療者も時間を「忘れ」てしまいやすい。チームの別のメンバーが，時間は思っているより早く進むとか，もう終結の問題が起きる頃である，と指摘するようなこともあるかもしれない。

　治療者が患者に，治療をはじめてから1年経っていて，残りは6カ月だと言ったとき，患者は沈黙し，最後にはいま去ったほうがよいと答えた。「その6カ月で私の気持ちが変わるとは思えないし，もうおしまいにしちゃったほうがいいです。終わるってことが私の頭をよぎり続けるんだとしたら，これからの6カ月にどんな意味があるんですか？」と応じたのである。治療者はこれを不安に直面してのメンタライジングの崩壊と認識した。この不安は将来の自分が変化すると思い難いことを表していると思われた。「少しショックだったのですね。それにしても私は，あなたがご自分や，私たち2人の関係についての気持ちが6カ月後には変わっているかもしれないと思えないということに惹きつけられています」と治療者は返し，その後，残り6カ月しかないことへの急な動揺と，治療者を失うことに関連する恐怖を探索した。

否定的反応の固定化は，患者が主体的に退所できるよう委ねることによって避けることができる。例えば日付の設定や，退院後に何をするかの計画を進めること，非常時の計画を話し合うことなどである。治療者は，再び教育を受け直すとか，パートタイムの仕事を得るとか，ボランティアをするといった患者の合理的な努力に関して患者を慎重にサポートしていく。

フォローアップ
　一貫したフォローアッププログラムの策定と，追加治療について話し合う責

表 4.3　終期の目標
- 患者の責任と自立機能を増進させる。
- 将来について患者が交渉できるよう促す。例えば外部組織と。
- 社会的安定性を固め，高める。
- フォローアップの治療計画を協力しつつ定める。
- 治療終了の意味について患者の理解を深める。
- 喪失に関連した感情状態に焦点化する。

任が，患者と個人治療者にある。現在，特定のフォローアッププログラムが習慣的に提供されているわけではない。ほとんどの患者は追加フォローアップを求める。これは治療が成功した指標ともいえるが，同時に治療終結を避ける手段となり得るし，終結に関する不安を適切に取り扱うことに私たちが失敗したことを示すものにもなり得る。中には精神保健サービスと何年も関わり合ってきた「ベテラン」の患者もいるかもしれない。このことを忘れると，18カ月の終わりまでに十分納めきれないようなライフスタイルの大変化を要求してしまう。何年も治療に失敗してきたり，複数回入院していたり，社会的に安定していなかったりする重症パーソナリティ障害患者にとって，18カ月後にサービスから去り二度と戻ってこないなどということはありそうにないことであり，これは治療の成功如何に関わらない。ほとんどの患者は新しい生活に適応する際に追加支援を求める。適切な援助を拒むことは「一文惜しみの百失い」となるであろう。

　利用できるフォローアッププログラムには次のものがある。集団療法，カップルセラピー，外来での維持治療，大学に復帰することに関係しての学生／教育相談，そしてまれではあるが追加の個人療法。これらの治療プログラムは専門的治療プログラムに十分統合されているわけではない。というのも全ての患者にはフォローアップを受ける独自の権利があると考えられるし，その部門に紹介される他の患者と同じように追加治療を申し込む必要があるからである。私たちは，いったん追加支援の形式を話し合ったなら，追加治療への待機時間を最小限にしようと試みている。しかし専門的治療の終結からフォローアップの段階に入るまでに間が空いてしまうかもしれない。これが英国における治療提供の現実であり，心理的なものであろうと身体的なものであろうと，もし建設的に治療を受けたいというのであれば，全ての市民と同様にむらのある国民保険サービス（NHS）に適応しなければならない。サービスを適切に用いる能力は，過去に治療を拒否されたり，身体的健康について真面目に取り合ってもらえなかったりしてきた患者にとって明らかな利益を与える。加えて，保健システムにかなりのコスト低下をもたらす。

メンタライゼーションの外来での維持

　多くの患者は公式の精神療法よりもむしろ断続的なフォローアップの予約を選ぶ。これは治療チームによって組織される。患者のことを知っていて，患者

もその人のことをよく知っている上級の実践家が4～6週間に1回の頻度で，30分間の面接を提供する。こうして会うことの目的は表4.4にはっきり特定され，要約されている。

　フォローアップ面接の間，治療者はメンタライジングの技法を用い続ける。つまり患者の根底にある精神状態を探索し，自分や他者を理解することがどのように問題解決につながるか，どのように違いを認め合えるようにするか，どのように問題のある対人領域や親密な関係を乗り切る助けとなるかについて話し合う。フォローアップの契約は柔軟で，もし容易には乗り越えがたい情緒的問題があるのなら，患者は追加の予約を申し込むことができる。しかし一般的には，フォローアップの行程では，6カ月の期間をかけて予約と予約の間を長くしていき，患者により多くの責任をもつよう励ましていく。この方法でどの程度の期間患者と会うかは治療者と患者次第であり，2人の間で同意を得ておくのがよい。将来いつでも電話して予約できるというのを拠り所に，フォローアップ中の比較的早い時期に独り立ちする患者もいる。私たちはこうした選択肢を提供している。何カ月も先の予約を取っておくことを好む患者もいるであろう。このことは私たちが彼らのことをこころの中に留めているという適切な保証を彼ら自身のこころに提供することになり，毎日の生活のストレスや緊張と折り合っていくための自信や自己信頼感を与えることになる。

表 4.4　フォローアップ期の目標

- メンタライゼーションにおいてこれまで獲得してきたものを維持する。
- リハビリテーションによるさらなる変化を促す。
- 学校や職場への復帰を支援する。
- 対人的，社会的問題をさらに話し合う。

第 5 章 メンタライゼーションのアセスメント

メンタライゼーションのアセスメントで鍵となる諸原則

　メンタライゼーションとは私たちの一部である。それは記号化されて，私たちの言葉や対人行動となる。メンタライゼーションには社会的に堅固な足場がある。精神状態について積極的に考えようとしていないときでさえ，私たちの多くはメンタライズしているようにみえる。そういうときには，私たちは決まり文句や「常套句」のようなメンタライズ的言語を用いている。単に感情や思考について述べているからといって，必ずしもその話し手が積極的にそうした思考や感情を思い浮かべているわけではない。もし私が「彼は怒っている」と言ったとしても，それは私が彼らの精神状態をそうしてしっかりと考えているというのではなく，その人の怒ったような表情やいでたちについて言っているのかもしれない。メンタライジングが明白に現れてくるのは，誰かの思考や感情に関して新しい解釈が必要な，予期せぬ質問に対する返答がなされるときのみである。このようにメンタライジングのアセスメントでは，精神状態についての言葉を列挙する以上のものをみる必要があり，「常套句」かもしれないものは無視し，臨床アセスメントの文脈で彼らに提示されたメンタライジングに関する困難に応じようとする個々人の能力をアセスメントすることに焦点を当てなければならない。

　メンタライジングはしばしば文脈特異的なものである。人はたいていの対人的文脈では充分にメンタライズできる。しかし，強力な情動や愛着の活性化をもたらすような考えによって，他者の感情を理解したり注意を払ったりということすらできなくなっている場合は除く。従ってメンタライゼーションは，患者の人生において最もメンタライゼーションが必要とされるような，比較的高い情動水準を背景とする関係性の文脈においてアセスメントされねばならない。このように，メンタライゼーションのアセスメントと，対人関係の質のアセス

メントは，密接に関連している（後述）。

　もし患者の協力があまり得られず，メンタライゼーションの困難のタイプを同定しづらいということであれば，メンタライゼーションのアセスメントはもたつくことになるかもしれない。しかし私たちは，この種の抵抗をメンタライゼーションの失敗の一種として考えており，こうしたことは重度の不適切な養育を受けた歴史を持つ患者には珍しくない。こうした場合でないのなら，メンタライゼーションのアセスメントは，多くの相互排他的ではないメンタライゼーションの失敗の形式の中から，1つを同定できるであろう。

　メンタライゼーションの質をアセスメントする目的は2つある。(1) 治療者が治療の焦点を作り出すのに役立つ，そして (2) 対人関係のアセスメントと連動して，メンタライゼーションの問題が治療経過の中で取り扱われるべき特定の関係性の文脈を治療者に提供することである。

　多くのアプローチが議論されるであろうものの，メンタライゼーションのアセスメントに単一の技法はない。アセスメントは一般的に，通常の病歴聴取の経過中にとり行われる。

対人関係の文脈におけるメンタライゼーションの包括的アセスメント

　メンタライゼーションのアセスメントは，患者が自分の対人関係についての考え方を話し合う中でとり行われるのがよい。対人世界のアセスメントはメンタライゼーションのアセスメントにとって理想的な文脈である。以下に，充実した臨床アセスメントの一部をなすと考えられるべきメンタライゼーションの次元について述べる。治療の出発の時点でこれら全ての次元に関してメンタライゼーションをアセスメントすることは明らかに必要ではないし，実践的でもない。しかしながら，非メンタライジングの様々なタイプに精通しておくことは，MBTの効果的な実施には不可欠である（後述）。2つのアセスメント，すなわち対人関係的なアセスメントと社会的・認知的なアセスメントが，同時に実施されるのがよい。

　MBTにおける対人関係のアセスメントは，通常の臨床アセスメントと異なるものではない。臨床家は現在および過去の重要な関係を同定し，これらを十分に探索することが必要である。MBTでは過去の関係を参考にはするが，大切なのは患者の人生において現在重要な人物である。査定者は，過去と現在の

関係の間に似ている点が存在するとしても，それらを結びつけることは避ける。ちょうど治療早期のように，過去を現在の原因として提示するのではなく（後述），査定者は過去と現在との相関性に因果論的含みをもたせることを避けるのである。

　現在および過去の関係を探索していく際に，査定者は関係性と対人的体験とが患者がいま呈している問題とどのように関係しているのかを探索すべきである。自殺企図，自傷，薬物濫用には対人関係の文脈が必ずある。この対人関係の文脈はメンタライゼーションの探索のためには不可欠な枠組みである。自傷のエピソードのような重要な体験に先行する対人関係の出来事の表象は，その人の機能水準を特徴づけているメンタライゼーションの質を鮮明に描き出す。ほとんどの人では，自己と他者のこころの状態についての具象的理解がこうした記述を特徴づけている（後述）。少数の人では，疑似メンタライゼーション（後述）がよりはっきりと表れる。比較的少数だがこれらの対人体験を充分にメンタライズすることができる人もいて，こうした場合には私たちは自傷のエピソードのようなメンタライゼーションの失敗は部分的で文脈依存的なものであると想定するであろう。

　査定者の課題は，それぞれの関係を以下の4つのパラメーターに沿って特徴づけることである。すなわち，

- ◆関係の形式
- ◆そこに伴う対人関係のプロセス
- ◆関係において患者が望む変化
- ◆これらの変化に伴うであろう特定の行動

　査定者は，ある関係性が関係への関与のどの段階に位置しているかを探索すべきである。これは通常，その関係への情動的投資の強さから明らかになる。情動的投資が強い関係では，他者の精神状態の表象は自己の表象と密接に結びついている。これが意味しているのは，自己と他者の思考や感情が同一であるということではなく，むしろそれらが互いに高度に随伴しているということである。自己の精神状態の変化が他者の精神状態の変化と関連している可能性が高い。患者が2つのこころを全く同じ思考と感情を持っているものとして，もしくは完全に互恵的なものとしてみるとき，彼らはこれらのこころを意識的には分離したものと扱うが，あたかもそれらが分離していないかのように活動するかもしれない。いずれの場合も，患者のこころの中では，自己と他者とが融合しているという想定が無意識裡になされている（同一性拡散）。

治療戦略の発展という見地からは，査定者は患者を描写する関係性の階層の全体像について結論を出す必要がある。これは詳しくは第6章で述べる。大まかにいうと，私たちは2つのグループに分けている。

◆ 自己の精神状態と強く随伴する精神状態を持つものとして現在および過去の重要な関係性を思いつくような人たち
◆ 患者の思考や感情と彼らの人生における重要な人物の思考や感情との間にほとんど随伴性がみられないような関係性の表象を有する人たち

前者のタイプを，私たちは「近距離型」と呼び，一方で後者を「遠距離型」と呼ぶ（第6章参照）。遠距離型構造の根底にある戦略は，明らかに距離を取ることであり，しばしば孤立と脆弱性の感覚を形成する。近距離型構造は明らかにより自己に注意を集中しているが，体験する多くの関係において自己はより不安定であり，こうした実際の関係の文脈の中で自己は混乱や解体に対して脆弱なままとなる。

両方のパターン（近距離型と遠距離型）とも，標準的な関係性の表象とは対照的である。標準的な関係性の表象では，全てではないがいくつかの重要な現在の関係性は高度に精神状態に随伴するものとして考えられうる。そしてより重要なことは，通常のスキーマは柔軟であるということである。人は近づいたり自己から距離を取ったりと行き来するが，このことが関係の重要さの知覚に影響することはないのである。人は通常，極度に投資している関係であっても，それらから精神的に独立して存在することができ，関わる人々が自分の思考や感情から独立した思考や感情を持つことを受け入れている――つまり，彼らは自分自身のこころを持つことを許されている。通常のシステムはまた発達的にもより柔軟である。最も情動的に投資する関係が，年代とともに適切に，両親から仲間，性的パートナー，子どもなどへというように変化するのである。特定の個人は変化する一方で，地図は安定を維持し，親密であると体験される人の数は大体同じでバランスを保っている。

メンタライゼーションのアセスメントに有益な素材を引き出すための構造化されていない方法と構造化された方法

人は対人的な出来事について，多かれ少なかれメンタライズしているようにみえる説明を示す。そのような自発的な描写は，メンタライゼーションのアセスメントの一部として用いられるべきではない。その語りが患者―治療者の対

話の中で自然に出てきた治療者からの質問に対してなされたものなら別であるが，なされたその説明が，例えば以前の治療体験から学習されたものかどうか，あるいは観察してきた対話から借りてきたものの本当には理解されないままに使われているものであるかどうかを，治療者は見分けることができない。古典的には，私たちはメンタライゼーションのアセスメントの理想的な文脈として，AAI（成人アタッチメント面接）を用いてきた。AAIには被面接者が自分自身の精神状態や他者の精神状態を内省し反映（リフレクト）するよう「要求する」いくつかの質問がある（これらの質問のリストとして表5.1参照）。

　これらの質問を知っておくことは，人のメンタライジング能力のアセスメントを意味あるものにする質問はどういったものかを同定する上で，治療者にとって有用かもしれない。一般的に言うと，面接の経過中に，査定者は情動的負荷がほどほどに強い領域を同定することが必要である。最も負荷が強いレベルは，例えばひどい虐待の経験や激しく苦痛に感じられる拒絶に関する探測であるが，これらは人のメンタライジング能力を過大評価するものになりがちであるため，役には立たないことがある。ほどほどに負荷がある相互作用には，同僚との現在の葛藤，両親からの分離についての話し合い，葛藤的背景にもかかわらずパートナーと計画を同意に達しようとする試みなどが含まれる。査定者は対人関係エピソードが自発的に出てくるのを待つかもしれないし，それを提示するよう患者を促すかもしれない。患者に促す際には，次のことに留意しておくのがよい。アセスメントにはある状況的な出来事が必要で，そこにははっきりとした開始点と，少なくとも一人の他者が含まれる物語か語り，そして終了点が必要である。BPD患者のそのような語りは，ほとんどの場合，問題を

表5.1　メンタライゼーションの質を明らかにすることのできる質問

- ◆ あなたはご両親があなたと一緒にいるときの様子について述べました。彼らがなぜそのように振舞ったのかについて，何かお考えがありますか？
- ◆ 子どもの頃に起こったことが，大人になったあなたの在りように影響を与えていると思いますか？
- ◆ 子どもの頃に起こったことで，あなたに問題を起こしている事柄を何か思いつくことができますか？
- ◆ 子どもの頃，あなたは求められていないと感じたことがありましたか？
- ◆ 喪失や虐待，その他のトラウマに関して，そのときはどのように感じていましたか？　そして時間とともにあなたの感情はどのように変化してきましたか？
- ◆ あなたの両親との関係は，子どもの頃からどのように変化しましたか？
- ◆ あなたが子どもの頃から変わったところで重要な点はどこですか？

孕んでいる傾向にあるが，成功した出来事がメンタライゼーションの評価に用いられるべきではないという理由はない。患者がそうできないこと自体がアセスメントの重要的な部分であるものの，患者が，それをみている誰かの立場からその出来事を記述しようと，少なくとも試みていることが重要である。表5.2には，アセスメントの基礎を成すかもしれない対人相互作用の適切な記述が含まれている。

このような状況の記述に続いてなされる質問は，その語りについて少なくとも4つの側面を精緻化するよう患者に促そうとするものである。1つめは，語られた出来事に関してその人が持った思考や感情を，患者に述べてもらうよう求めることである（この例では，レイチェルの挑発，お互いの敵意，および解決である）。2つめに，面接者はその語りの主なターニングポイントでの他者の精神状態について，患者の考えを引き出すべきである。この課題には2つの焦点がある。第1に，患者は実際の過去の体験を精緻化するよう求められる。例えば，「このことが起こった時点で，あなたは，話すのを止めたレイチェルの思考や感情についてどのように考えましたか」といったものである。第2は再構成された過去を内省し反映（リフレクト）することに関するものである。例えば，「そのとき彼女が感じ考えたことを，いまあなたはどのように考えますか」などである。

3つめに，面接者は患者に，彼らが自分自身の行動をどのように理解しているかについて質問するべきである。これにもまた実際の過去と内省し反映（リフレクト）した側面とがある。「あなたがレイチェルとの会話を止めたときの思考や感情がどんなものであったか，思い出せますか」（実際の過去）。「それがあなたのこころの中で起こっていた全てであると，あなたは思いますか」（再構成の側面）。

4つめに，付け加えて，とりわけメンタライゼーションが本物というよりむしろ偽物であると治療者が疑うのであれば（後述），「反事実的」な追加質問を用いて患者のメンタライズ能力に挑戦するのが有益かもしれない。これは患者に，彼らが考えているのとは反対の考えについて考えてもらうよう求めること

表5.2 状況的な出来事の例

昨夜レイチェルと私は，私が家事を充分やっているかどうかについて言い合いになりました。彼女は私が彼女ほど家事をやっていないので，もっとやるべきであると考えていました。私は，自分の仕事が許す限りでやっていると言いました。レイチェルは怒りだし，そこで話し合いは中断しました。結局，私はそれ以降の買い物を引き受けることに同意しましたが，彼女への腹立たしさが残りました。

から成るものである。したがって、レイチェルが怒っているのは患者を恥じ入らせることでもっと家事をやらせようとしているからである、と患者が報告するのであれば、治療者は「もしレイチェルが全くあなたに恥をかかせるつもりではなかったならどうですか？」と尋ねることができる。疑似メンタライジングはときとして、反事実への返答があまりにも柔軟であることによって示される。一方で具象的メンタライジング（後述）はこの種の挑戦に対しても過剰に頑固であることによって明らかになる。

拙いメンタライゼーションとはどのようなものか？

　よいメンタライジングは単一の形式をとる一方で、非メンタライジングは幅広いあり方で示されるかもしれない。表5.3はいくつかの典型例をリストにしたものである。鍵となる指標は、語りの内容や患者の説明の中で黙示的に示される態度と同じように、語りのスタイルに関係するものである。

　非メンタライジングは最も一般的には語りの内容に現われる。例えば、精神状態について話すことよりも、一般的な外的要因や、社会制度、物理的環境、政治や管理について焦点を当てようとするかもしれない。関わっている人物やその人の精神状態がその語りに関連してくる人物についてではなく、である。ルールや役割、義務や責任に没頭することが、あたかもメンタライジングの回避というよりも行動の適切な説明であるかのようになる。これらが、こうした語りを特徴づけるものであるかもしれない。他方で、関わりを否認することによって特徴づけられる希薄な語りは、自分自身や他者の意図を意味ある方法で見たりメンタライズしたりすることへの躊躇を示す。

　非メンタライゼーションは、一般化やラベリングへの偏向において明らかに

表5.3　非メンタライジングはどのようなものか？
- ◆ 詳細にこだわることで、動機や感情、思考を排除する
- ◆ 学校、会議、隣人のような外的社会因子へ焦点づける
- ◆ 物理的あるいは構造的なラベル（疲労、怠け、ズル賢さ、自己破壊性、抑うつ、短気）へ焦点づける
- ◆ ルール、責任、「すべき」および「すべきでない」にとらわれる
- ◆ 問題への関与を否認する
- ◆ 非難あるいは間違い探しをする
- ◆ 他者の思考や感情についての確信を表出する

なることもある。例えば，行動の説明のように思えるものの中で，ときおり循環論法が使われる。最も一般的には，行動が診断やパーソナリティによって説明されるものとみなされる。例えば「私が彼を殴ったのは，私がとても短気だからです」とか「私が試験に落ちたのは，私がとても自己破壊的であるためです」などである。

　全ての非メンタライジングが内容の面から同定できるわけではない。それはスタイルや黙示的な水準でも明らかになる。非メンタライジングなスタイルは過剰に希薄であったり，あるいは過剰に詳細であったりする。もしそれが過剰に詳細なものであれば，患者が出来事をあまりに深く述べているので，その語りが関わっている人の精神状態を曖昧にしているのである。例えば，話がとめどなく脱線してしまったり，物理的な内容を過剰に詳しく描写したりすることによってである。

　黙示的な水準では，拙いメンタライジングは見出すことは容易だが，しかしまた見過ごされやすくもある。人は他者の思考や感情について不適切な確信を表出するかもしれないし，他者のこころについての彼らのモデルが唯一真実の見方であることは疑いがないかのように話すかもしれない。同様に，動機についての好奇心が欠けていることは拙いメンタライジングを露わにする。他方，非難や間違い探しの態度は，理解したいという真正の可能性を回避しようとする願望を示している。

よいメンタライゼーションとはどのようなものか？

　これからみていくように，拙いメンタライゼーションは容易に数個のタイプのうちの１つに分類されうるが，よいメンタライゼーションは１つの形式しか取らない。ここで私たちは，査定者が高い質のメンタライゼーションとして注目するいくつかの文脈について考察する。この例示は自己記述であるが，実際のアセスメントでは治療者はこのような特性を主張する陳述ではなく，むしろこれらの特性の**証拠**を探すであろう。簡単なスコアリング図式が付録に示されている。査定者はいま実施した面接について内省し反映（リフレクト）するよう単純に要求され，メンタライゼーションのカテゴリーについての説得力のある例を書き留め，強い証拠か弱い証拠かを適切にチェック欄に印をつける。４つのテーマのそれぞれがスコアされる。

1. 他者の思考と感情に関して

a. **不透明さ**——人はしばしば他者が何を考えているかわからないものであるという注釈への同意。しかし他者のこころに何が起こっているかについて完全に当惑してはいない（例えば，「クリスとの間で起こったことによって，親友の反応でさえしばしば誤解してしまうということを実感しました」）

b. **猜疑的でないこと**——他人の思考をそれ自体で大いに脅威的であるとは考えないこと，およびこころが変わりうるという可能性をこころに抱くこと（例えば，「彼が怒りだすのは嫌いです。でもそれについて彼と話し合うことで，ほとんどはなだめることができるんです」）

c. **熟考と内省・反映**（リフレクション）——強迫的ではなくリラックスしたやり方で，他者がどのように考えているかを内省し反映（リフレクト）しようと望んでいること（例えば，面接の間に，彼女がよく知る誰かがそんなふうに行動するのはなぜかを積極的に熟考する）

d. **視点の交代**——個人史に基づいて視点が異なれば，同じ事柄も全く異なってみえるということの受容（例えば，ある人にとって拒絶として体験された出来事の記述と，彼らがそれを誤解していたことがいかにして生じたかを同定しようという真剣な試み）

e. **他者の思考と感情への純粋な興味**——内容に対してだけでなく，スタイルに対しても（例えば，なぜ人々がそうしているのかについて話すことを楽しんでいるようにみえる）

f. **発見に開かれていること**——他者が何を考え感じているかについて仮定することに人は本来気乗りしない

g. **寛大さ**——他者の精神状態の理解を条件として彼らを受容する。（例えば，なぜ他者がそのように振舞ったのかを理解することで，そのことについての怒りが収まる）

h. **予測性**——概して他者が何を考えたり感じたりするかの知識があれば，彼らの反応が予測できるという一般的な感覚

2. 自身の精神機能の知覚

a. **変化可能性**——他者についての見方と理解は自分の変化に沿って変化しうるという認識

b. **発達的な見方**——発達に伴い人の他者への見方は深まり，より洗練されたものになるという理解（例えば，成長するにしたがって両親の行為がより

よく理解できるようになったということを認める）
c. 現実的な懐疑主義——人の感情は混乱しうるという認識
d. 前意識機能の認識——どんなときでも，人は自分が感じていることを全て気づいてはいない，とりわけ葛藤的な文脈ではそうであるという認識
e. 葛藤——両立しない考えや感情を持っていることの気づき
f. 自己探究的姿勢——自分の思考や感情についての純粋な好奇心
g. 違いへの興味——子どものこころへの純粋な興味のような，自分自身と同じようには作動していないこころに対する興味
h. 感情的なインパクトへの気づき——いかに感情が人の自分や他者への理解を歪めるかについての洞察

3. 自己—表象
a. 優れた説明と傾聴のスキル——患者は自分が物事を他者に説明でき，他者からは自分が我慢強く，耳を傾けることができるものとして体験されていると感じている
b. 自伝的連続性——自分の子どもの頃を思い出す能力と，考えの連続性という体験を証拠だてる能力
c. 豊かな内的生活——自分のこころを空っぽで中身がないと体験することはまれである

4. 一般的な価値観と態度
a. 暫定性——全体として何が正しくて何が間違っているかについて絶対的な確信を持たず，複雑性や相対主義を好む
b. 中庸——自分および他者についての両方の精神状態に関するほとんどの陳述に対する調和のとれた態度。これは，人が自分自身の精神状態あるいは他者のそれのいずれに関しても特権的な地位にはいない可能性を受容すること，また欠点を認識するため充分に自己観察することに由来している（例えば，「私はときおり物事に過剰に反応することに気づきました」）

アセスメントの過程で明らかになる極端に拙いメンタライゼーション

メンタライゼーションのアセスメントの試みに対して個人が示す反応の中に

は，その適切なアセスメントを危うくするものがある。精神状態の帰属を探索するのに反応して，患者は明らかに敵対的だったり，積極的に回避的だったりするかもしれないし（例えば，主題を変えたり，質問に答えるのを断る），あるいは，歩き回ったり，アセスメントの途中で電話での会話を始めたりするような，非言語的な反応さえみせるかもしれない。そこまで極端ではないにしても，しかし適切なアセスメントの視点からみると同じように役に立たない反応が，精神状態について探索するための適切な精緻化ができない個人からもたらされる。Xがなぜ特定の感じ方をするのかについて質問されて，「私は知りません」と答えることは，正確かもしれないが，「私はそれについて考えたくありません」ということも伝えているかもしれない。

別の場合には精緻化の失敗が，統合の欠如や完全な混乱で示される。そこまで広範ではないものとしては，完全に不合理な結論や，面接者の意図についての完全な思い込み，言葉の文字通りの意味への焦点づけといった不適切な反応がある。私たちは，メンタライゼーションの適切なアセスメントに対するこうした全ての挑発を，メンタライゼーションが表象し得る脅かしへの反応とみなしている。思考や感情について考えることに関して外傷的な経験を持つ人は，このように考えるよう強制されることに抵抗するのももっともであろう。そのような例では全て，メンタライゼーションを「拙い」とコードする。

困難が全般的か部分的か

非メンタライジングは典型的には比較的同定するのが容易である。より困難なのは具象的理解と疑似メンタライゼーションの程度あるいは度合いに関する判断である。もし問題が全般的で，ある人が一貫して意味のメンタライジングを間違えているなら，対人関係の理解はひどく非リフレクティブであろうと考えられる。例えば，対人関係の相互作用について好まれる説明が，一貫して物理的な観点による場合，すなわち，誰が何をしたという（外的な）観点や，病気や疲労，空腹のような（内的な）物理状況が出来事を説明するという観点のどちらかによる場合である。情動的な気づきについての系統的な歪みは全般的な困難のさらなる指標である。例えば，ある患者は誰かにとっては悲しみや不安であるところのものに対してあたかもこれが攻撃を示唆するものであるかのように反応するかもしれない。コミュニケーションや関係の硬直さも完全に全般的な問題のさらなる指標である。関係は変わらないし，変えようとも思わな

いという説明とか，ある人との関係はいつも特別な「鍵」の中にあるというような説明である。あるコミュニケーションや関係を操作的に用いていることは，一般的に，全般的な困難のさらなる証明である。

対照的に，メンタライゼーションの破綻が特定の思考，感情そして状況で生じたとき，私たちはメンタライゼーションの困難を部分的なものとして語る。一般に，メンタライズする能力は患者が特定の人物による外傷的な状況を思い出した際に，外傷の観念の周辺で破綻し，そしてメンタライゼーションはその人に関係して困難になるか不可能になる。これに関連して，特定の気分状態が外傷と相互作用することがある人もいる。このように，抑うつのために，自分についての思考や感情が具象的あるいはメンタライズされていないものにみえることがある。一般的には，高い覚醒や激しい愛着感情もまた一時的にメンタライジング能力を低める。一過性の受け入れがたい思考や，不適切な思考は，それが客観的現実である「かのように」なる。特定の個人との相互作用がメンタライジングを妨げることもある。これは情動を掻き立てる特定の話題に関して起こる。また別のものとして，メンタライゼーションは特定の人に関して失敗するかもしれない。というのは，患者がアンビバレントにみていた人を思い出すからである。

メンタライゼーションをアセスメントする際に，私たちはメンタライゼーションの問題の個々のタイプに関して，その問題が全般的なものと思われるか，あるいは部分的なものと思われるかを記述する（表 5.4 参照）。私たちの経験では，部分的な問題は多くの場合たやすく回復する。こうしたことがいつもというわけではないが，メンタライゼーションの部分的な問題の多くは臨床的な介入の対象になりにくい。

文脈特異的なメンタライゼーションの失敗からのゆっくりとした回復

セラピーの経過中に，患者は劇的で，一時的なメンタライゼーションの失敗を頻繁に経験する。患者が「先生は私を気違いにしようとしている」とか，「先生は私のことを嫌っているんでしょ」と叫ぶとき，彼らが怒鳴りつけた相手の思考や感情，あるいはその傍観者の思考や感情でさえ，もはやはっきりと知覚されていない可能性がある。実際，私たち全て（境界例患者だけではなく）がそのような一時的な失敗をするものである。メンタライゼーションを成し得

ることが慢性的に困難な人たちは除くと，この欠陥が私たちの生活に影響を与えるのを防いでいる3つの要因がある。(a) ありそうもない帰属を鑑別する自己修正メカニズム，(b) エピソードの短さ，(c) そして多分もっとも重要なもので，相互作用している他者による標準的な修正反応，の3つである。

　これらのメカニズムの何一つとして，BPDの人では適切に働かず，文脈特異的で一時的なメンタライゼーションの失敗も分単位ではなく数時間続く深刻な断裂になり得るのである。非典型的な方法で私たちが振舞っているときには，社会的な文脈からの手がかりが他者に対する私たちの感覚を再調整するのに役立つ。BPDの人はこれにアクセスすることができないかもしれない。というのは，彼らに対する他者の態度のわずかな変化を正確に知覚し，対応することが彼らにはしばしばできないからである。私たちがみてきたように，彼らは第一印象の正確さをほとんど検討しようとしないか，また検討できないかなのである。彼らはしばしば社会的文脈の標準化に無関心なだけでなく，社会的文脈の方もまた彼らに対して標準化しようとしないことがしばしばある。というのも，メンタライゼーションの一時的失敗から生じた彼らの反応は，他者からしてみれば余り典型的ではないからである。最終的に，しばしば指摘されるように，彼らは衝動を制止すること，そして爆発の持続を制限することが困難となるのである。

　アセスメントの経過中に，治療者は不注意でそのような文脈特異的なメンタライゼーションの失敗を引き起こしてしまうことがある。多くの例では，この

表5.4　メンタライゼーションの困難が一般的か文脈依存的か

全般的な拙いメンタライゼーション
- 一貫してメンタライジングに失敗する
- 一貫して物理的な観点で理解される相互作用（内的─病気，外的─財政上の緊張）
- 情動的な気づきの体系的な歪み
- コミュニケーションと関係の硬直さ
- 特定のコミュニケーションと関係の操作的な使用

拙いメンタライジングの部分的形式
- 特定の思考，感情，状況に限定される
- 特定の気分状態が外傷と相互作用している
- 主として覚醒だが，抑うつでもあり，さらには激しい愛着でもある
- 外傷の観念の周辺で破綻するメンタライジング能力
- 特定の個人との相互作用がメンタライジングを混乱させうる

きっかけは実際ほとんど関連性がないようにみえる。情動覚醒と愛着関係の高まりとの組み合わせが，恐らく充分な原因である。しかしながら，ここでこれが起こる文脈こそがまさに重要であり，そこでは患者が一貫した水準のメンタライゼーションを維持することができない話題あるいはテーマが示されている。通常，これらの文脈は特定の関係（すなわち特定の人と一緒にいること）や，それが以前に起きた特定の場所，あるいは特定の主題や話題に関わるものである。そうした観察の意味ある側面が強調するのは，特定の文脈に段階的に接近することが不可欠であるということである。なぜならメンタライゼーションの喪失は，ある関係や場所，テーマによって生起するあらゆる先行経験を適切に処理する可能性を明らかに損なうからである。

疑似メンタライゼーション

　メンタライゼーションを認識する上で最大の障壁は，それと疑似メンタライゼーションとを区別することである。疑似メンタライゼーションでこころの状態を考えるときには，上述したメンタライゼーションの不可欠な特徴がいくつか欠けている。したがって，疑似メンタライゼーションは，他者のこころを知るということに本来伴っているはずの不確かさを認識することなく，絶対的な確かさで表現する傾向によって明らかになるかもしれない。

　私たちは疑似メンタライゼーションを「プリテンド（ごっこ）・モード機能」に結びつけた。この2, 3歳頃に自分自身のこころを体験するときに発達的に予想されるモードは，非常に限られた意味でしか表象的でないと考えられている。子どもは外的現実との間につながりを作らない限りでは表象的な思考をすることができる。したがって，この歳の子どもは「ごっこ」遊びや空想に興じることができる一方で，しかし，彼らはこの時点ではまだこの経験と物理的現実を統合することができないのである。もし彼らの信念について（例えば，彼らが戦車として押し回して遊んでいる椅子が戦車なのかそうではないのかについて）挑戦されると，彼らの遊びは邪魔をされてしまう。というのも，彼らはごっこをしているこころの状態を考えることがまだできないのである。疑似メンタライジングをしている大人はこころの状態について考えたり推論したりすることはできるが，それはこうしたことが外的な現実とつながりを持たない限りにおいてのみなのである。

　真正のメンタライゼーションが全体的に自己中心的であることはめったにな

い。自分自身についてあるいは他者のこころの状態について述べられたことが，述べた人の関心や興味に全体的に一致している場合，疑似メンタライゼーションが疑われるかもしれない。他の場合には，疑似メンタライゼーションは認識するのが極めて簡単である。なぜなら，こころの状態について述べられたことがあり得ないことだからである。つまり，その述べられたことは証拠に基づかず，不正確である可能性が高いにもかかわらず，大きな自信を持って主張されるからである。

ほとんどの疑似メンタライゼーションは3つのカテゴリーの1つに落とし込める。(a) 侵入的，(b) 過活動的，(c) 破壊的に不正確。このカテゴリー化は疑似メンタライジングを同定するのに役立つ発見的解決法であり，カテゴリーは重なり合う傾向があるため，分類する方法ではない。

侵入的疑似メンタライゼーション

侵入的疑似メンタライゼーションは，こころの分離や不透明さが尊重されないときに生起する。人は他者が何をどんな風に感じたり考えたりするかを「知っている」と信じている。主張されていることの要素はしばしば正確で適切かもしれないが，強調点の些細な違いや変化において疑似メンタライゼーションは明らかになる。こうしたことはほとんどが比較的激しい愛着関係の文脈で起こり，その中では疑似メンタライジングをしている人は彼らのパートナーが感じていることを表現するが，それは特定の文脈を超えているか，または全く不適当な方法で示される。大方の場合，精神状態はあまりにも豊かにかつ複雑に記述，精緻化されており，それが証拠に基づいていることはありえそうにない。アセスメントの一部として挑戦されると（例えば，「彼が貴方との関係について無力感を抱き，張り合おうとしているというのをどうやって知ったのですか？」），説明は明らかに非メンタライジングになり，パーソナリティ傾向に言及したり，直観（「私にはただわかるのよ」）についての証拠のない主張をしたりする。

過活動型の疑似メンタライジング

過活動型の疑似メンタライジングは，人々がいかに考えたり感じたりするかについて考えることに過剰なエネルギーが費やされていることに特徴づけられる。過活動疑似メンタライゼーションでは洞察はそれ自身を目的として理想化されている。人々の内的現実として精緻化されていることと，その人への純粋

な関心との間にほとんど関係がないのである。そのようなメンタライゼーションをされた人は，コミュニケーションの改善のためにメンタライゼーションを用いることが疑似メンタライゼーションの動機の一部ではないことにほとんど気づくことすらないであろう。しかしその対象となった人々であっても，彼らについての思考が混乱し曖昧であることには恐らく気づくであろう。疑似メンタライジングの人はこれに驚くかもしれず，自分が到達した理解について人が関心をみせないことに不満を表出するかもしれない。強い関心を他者から引き起こせないということで，メンタライジング活動の正確さや妥当性について疑問を抱くようになることはありそうになく，抵抗なり故意の自己中心的な否認のせいにする。

破壊的に不正確な疑似メンタライゼーション

簡潔にいうと，上記2つのカテゴリーは厳密には他者のこころについての「不正確な」思考方法を述べている。しかしながら，それらは例え真実でありそうでなくとも，しばしばもっともらしくはある。対照的に，疑似メンタライゼーションのもう一つの型，破壊的に不正確な疑似メンタライゼーションは，描写された人の主観的経験の土台を崩してしまうような客観的現実の否認を特徴とする。しばしばそのような疑似メンタライゼーションは，「私と喧嘩したいわけね」とか「どうやら殴って欲しいらしいな」というような非難の言葉で投げかけられる。その不正確さは誰かの現実の感情を否認し，それを偽りの構成で置き換える方向性のものである。思いやりのある母親は娘に「私が死ぬと嬉しいわよね」と言われる。極端な精神状態の帰属になると全く奇妙なものになる。例えば「私を発狂させようとしているんでしょ」「お前たちはグルになって俺を潰そうとしているんだろう」などである。その不正確さが他者を支配するためにメンタライゼーションを用いる人に役立ってしまう場合には，このタイプの破壊的に不正確な疑似メンタライゼーションはメンタライゼーションの誤用というカテゴリーへと変化する。

疑似メンタライゼーションの指標（表5.5参照）は，アセスメントの経過中に記載されるべきであり，メンタライゼーションの全体的質のアセスメントと連携して捉えられるべきである。拙いメンタライゼーションの全ての形式と同様に，疑似メンタライゼーションは文脈特異的であるかもしれない。疑似メンタライゼーションは特定の愛着関係の文脈や，あるいは特定のテーマ文脈の中でのみ生起している可能性がある。この場合，私たちは，疑似メンタライゼー

ションは限定的なものであるとして、その証拠を考えるべきである。そのような限定的な疑似メンタライゼーションの証拠はメンタライゼーションの全体評定を1つ下げることになるだろう。いい換えると、疑似メンタライゼーションのいくらかの証拠は「よい」スコアを「中等度」のスコアに変えるということだ。もし疑似メンタライゼーションの証拠が強いのであれば、メンタライゼーションのアセスメントは2つカテゴリーを下げるべきである。この場合「よい」メンタライゼーションは「拙い」と評定され、「非常に高度」のメンタライゼーションは「中等度」と評定される。

具象的理解

これは拙いメンタライゼーションのもっとも一般的なカテゴリーである。それはしばしば内的状態を理解することの全般的な失敗を反映する。具象的理解の発達的な結果は主観性の経験についての心的等価モードである。このモードは、2、3歳児に典型であるが、精神状態の経験を過剰に深刻な意味に取り扱う。そこでは思考あるいは信念に割り当てられる立ち位置と物理的現実との間に区別がない。内的なものは外的なものと等しい。子どもの幽霊に対する恐怖は、現実に幽霊の存在が想定されるのと同じくらいに現実的な体験を生じさせる。同様に、具象的理解では、精神状態は特別な状態としての立ち位置を奪わ

表5.5　疑似メンタライジングはどのようなものか？

侵入的疑似メンタライジング
- ◆ こころの不透明性が尊重されていない
- ◆ 思考と感情についての知識が特定の文脈を超えている
- ◆ 思考と感情の知識が不適当な仕方で呈示される
- ◆ 豊かで複雑な思考と感情が提示されるが、それらが証拠に基づいていそうにない
- ◆ 挑戦されると、非メンタライジングな説明になる

過活動型の疑似メンタライジング
- ◆ 洞察それ自体を理想化する
- ◆ 他者についての思考がその人にとっては混乱し不明瞭なものと感じられる

破壊的に不正確な疑似メンタライジング
- ◆ 主観的体験の土台を崩す客観的現実の否認
- ◆ 非難の言葉を浴びせかける
- ◆ 誰かの現実の感情を否認し、それを偽りの構成に置き換える

れ，具象的に接近できる物理的世界と等しいものであるかのように扱われる。

患者は一方での思考や感情と，他方での自己やパートナーの行為との間につながりをつけることに失敗する。そこには思考，感情，そして他者の願望に注意することへの全般的な欠如がある。行動は通常，感情や思考よりもむしろ，状況的，物理的制約の影響という面から解釈される。先入観や他の種類の一般化が行動の同語反復的そして循環論法的説明と同様によくみられる。記述あるいはカテゴリー化が説明として用いられる（例えば，「彼が1日中なにもしないのは怠け者だからなのです」）。具象的な説明はほとんど不正確である一方で，そうでない場合もある。しかしながら，こうした例では，具象的な説明は適切に用いられる範囲を超えて拡張される。それらは会話の間違った水準で供され，内的動機を探すためのメンタライズされた説明が要求されるときも，物理的な説明が返答として差し出されるのである。例えば，暴力的な爆発を説明する際に，患者は彼がいた部屋の耐え難い性質（空調の効きが悪い，部屋が暑すぎる，など）に言及するかもしれないが，このことが彼に与えた影響（身動きの取れない感じ，窒息しそうな感じ，子どもの頃罰を受けて押さえつけられたことが頭をよぎる，など）については言及しないのである。

具象的メンタライジングには微妙な様式上の指標がある。具象的にメンタライズする人は，「先生はいつも……」「先生は絶対……」「先生は全くもって……」「いつだってそう，みんな同じでそんな（職業）なのよ」のように，絶対的な言葉で話すであろう。そのような一般化は具体的なこころの状態についての情報を得ようとする必要性を回避する。具象的メンタライゼーションには非難や間違い探しという性質がしばしばあり，出来事の複雑でメンタリスティックな理由を探索することを渋ることから同様に生じている。そのような偏向は常にではないが，明らかにしばしば，自己中心的である。自己非難もまた具象的理解の徴候である。分割（スプリッティング）あるいは白黒思考は具象的理解のさらなる特徴である。これは複雑さを避ける一般化のまた別の形である。その他の抜け道は，人種，知性，文化的背景のような，変わることのないパーソナリティ特徴に焦点を当てることによってもたらされる。詳細な中身を忘れることはまた別の様式上の戦略である。対人関係上の出会いの継起をあまりにも長く詳細に記述することは，簡潔なメンタリスティックな説明に置き換えうる。

具象的理解の決定的証拠は，柔軟性の明らかな欠如である。思考や感情を理解する上での限界が，個人を柔軟でなくし，その人が見出す最初の合理的な説明を選び，頑固に固執させる。様々な可能性をワークスルーし，ありそうもな

い可能性は排除するという自然なプロセスに，簡単には接近できない。人とは思考および感情を現実に関連させるように一貫して奮闘努力するものとして考えられるべきである。しかし具象的理解をする患者にはこのこと自体が深い疎外感と，理解されていないという感覚を導く嫌な経験となる。考えることなしに行為することは，単純に制止の失敗ではなく，知覚と行為との間の緩衝帯としての役割を果たす標準的なメカニズムの失敗なのである。通常，他者のこころの状態に共鳴することで，リフレクションと反応選択の過程が開始される。しかしこころの状態を理解することが極端に具象的な患者においては，共鳴はすぐに行為を引き起こす。

　内容の面からは，具象的な説明はしばしば，人が精神状態に基づく説明を見出す必要に直面して途方に暮れているということを意味する。彼らは，神秘主義，星座，無意識の対人コミュニケーションに関する超自然的もしくは混乱した説明といった心理学的にはありそうもない参照枠に頼る。通常，一般的に言葉にされるのは，「ただ知っているだけ」の，もしくは一般的な直観である。具象的な理解は，その用語が示唆するように，目にみえることに基づいている。物事の物理的状態はしばしば誤解される。閉ざされたドアが拒絶を意味するのは当然のこととなる。そのような解釈に関して疑問を抱けないのである。これが具象的理解に特有の特徴である。困難のスペクトラムのより極端で，より一般的な極では，私たち皆のこころを一瞬よぎるような思考が，即座に確立された観念となり，疑うことなく受け入れられてしまう。この文脈では，不平に没頭し復讐することはとりわけ苦痛なことかもしれない。問答無用でなされる悪意の帰属は，生まれながらの悪意があるという想定によって支えられているが，これによって凶暴な怒りが引き起こされるかもしれない。

　私たちがみてきたように，様々な要因が合わさって作用することで，これら様々な具象的理解の指標が生み出される。最も強力なのは行動の表層的あるいは具象的理解であるが，メンタライゼーションの失敗の他の結果もある役割を演じる。例えば，情動を認識することの困難は，最初にはなかった反応，すなわち怒りの反応を理解しようとするという無駄なことに人を追い立てるかもしれない。自分自身の思考や感情を観察することの困難は，その思考や感情，行為が他者に与える影響を認識するのに明らかな問題を産み出す。もし人が，自分が怒っていると知らなかったら，彼らが知らずに示している慢性の敵対的姿勢に対する他者の反応を理解するのにかなりの困難があるかもしれない。不適切に精神状態を概念化すると，他者の意思表示の一事例を取り上げて，過剰に一

般化することになってしまうかもしれない。例えば，好意に関する誰かの控えめな表現は，患者によって歪められて，愛といってすらよさそうな深い愛着として聞かれるかもしれない。その偏向は理解できるが，明らかに自己中心的である。その偏向に対する制限は，通常，社会認知によって導入されるが，その制限の欠如には説明が必要となる。

メンタライゼーションの誤用

重症パーソナリティ障害の人のうちかなりの数は，ほとんど過剰とも言える

表 5.6　具象的理解

全般的な指標
- 思考，感情，および他者の願望への注意の欠如
- 状況的もしくは物理的な要因の影響
- 過剰な一般化や先入観に走る傾向
- 循環論法
- 具象的な説明が適切に用いられる範囲を超えてしまう

形式上の指標
- 絶対的な観点で話す
- 間違いを探すというスタイル，すなわち非難や粗探し
- 誇張された性格描写，そして白黒思考
- 個人にとって変えようがない特徴のせいにする
- 不必要に詳細な記述
- 行動について最初に思いついた合理的な説明への，柔軟性を欠き，硬直したこだわり
- リフレクションの欠如→共鳴は即座に行為を引き起こす

具象的メンタライゼーションの典型的内容
- 心理学的に全くありそうもない参照枠
- 物理的に目にみえることに基づいた動機の想定
- しばしばある思考と動機の誤解
- 疑問なく受け入れられる恣意的に確立された観念
- 疑問なしに行われる悪意の帰属
- 行動の表層的あるいは具象的理解
- 情動認知の困難
- 自分の思考，感情，および行為が他者に与える影響を認識することの困難
- 他者の意思表示の単なる例示から一般的あるいはより極端な状態への過剰な一般化

メンタライズ能力を持っているようにみえる。こうした印象は，患者が他者の行動を，しばしば他者にとって有害な方法でコントロールするためにメンタライゼーションを用いようとしていることから創られる。こころを読むことで，患者は「他者のボタンを押し」，患者に利益のある方法で他者が反応するようにさせることができる。要求される反応はしばしば明らかにネガティブなものである（例えば，怒りを引き出そうと他者を操作する）が，広い文脈では自己中心的と見ることができる（例えば，操作された人による不当な過剰反応の被害者として患者は「正しい」と擁護される）。他方，同じ人がメンタライジング能力を，やり取りしている人のニーズや関心を予想して，誘惑したり再保証したりするために用いることもある。

これら全ては，並外れたメンタライジング能力を持つ人という印象を与えるかもしれない。しかしながら，このように他者のこころを読み取る人は，しばしば自分自身の精神状態を表象する能力を犠牲にしている。他者をメンタライズする能力と，自分を正確にみる能力との間に大規模なアンバランスがあるのである。知的状態（思考，信念，知識）への感受性と，情動状態や感情体験の感受性との間にさらなるアンバランスが観察されることもある。この連続体上の極においては，人は他者がどのように感じているのか知ることはできても，この感情に共鳴することができないかもしれない。この布置はもちろん，他者の悩みの種となる見掛け上の自由を与えるであろう。

メンタライゼーションの誤用は，その重症度の点からアセスメントされる必要がある。この種の問題のより軽い極には，精神状態の理解を有害かつ自己中心的な方法で用いるが，それを行うのは他者のこころをコントロールするという限られた意図でのみ，という人がいる。共感的な他者理解でさえ，自己中心的な方法で操作的に用いられるかもしれない。しばしば，この種のメンタライジングの誤用には他者の感情に対する歪みや自分自身の体験の表象化の失敗が含まれる。人が知覚した感情は誇張されているか，あるいは歪められている。正確に理解されていないという経験は嫌なものである一方で，誤解されているという感覚を創りだすことはメンタライゼーションの誤用の目的ではないようである。より一般的には，ある複雑な社会関係に関連する操作的な意図がある。例えば，子どもの軽い悲しみや要求に対して，子どもが深刻に悩んでいると過剰反応する親は，親権問題の一部として元の伴侶に困難を起こそうとして，そうしているのかもしれない。子どもの「動揺」を表面上は共感的に理解することが，関係性の争いのための攻撃手段としての役割を果たすのである。この形

のメンタライジングの誤用が,結果的に心理的虐待に達することはめったにない。

　他者に特定の思考や感情を誘発させようとしていることが明らかなときには,より複雑な問題が生起する。極端なところでは,他者の感情に関する知識をサディスティックな方法で用いる反社会的な人がいる。この種の操作はいわゆる精神病質の特徴であり,彼らは対人関係から充分に搾取することができるよう信頼を生むためにメンタライジング能力を用いるかもしれない。とはいえ,このように誰かの行動を精密にコントロールすることはまれである。より一般的には,メンタライゼーションの誤用には罪悪感や不安,恥を誘発することや,あるいは他者に対するコントロールを確立するために正当な理由のない忠誠心を実際に生じさせることなどがある。この種のメンタライゼーションの誤用は実に一般的であり,BPDの人の精神療法的治療にはほとんど普遍的なものである。そこでは治療者は患者自身の精神状態を体験するよう誘導される。

　こうした強制的な誤用の特殊型は,人の考える能力を故意にむしばむ。脆弱なメンタライジング能力をもつ人にとって,しばしば考える能力を持っている他者の存在はかなり脅威を感じるものなのかもしれない。メンタライゼーションをむしばむ比較的簡単な方法があり,もっとも容易なものは覚醒を上げることである。これらは「被害者」にとっては常に嫌な体験である。物理的な脅威,叫び,虐待的な言葉,あるいは単に聴き手の注意能力に過負荷をかけることは,全てメンタライゼーションを阻害するのに役立つ。もっとも微妙なところでは,患者は恥をかかせたり,恥をかかせると脅かしたりすることでメンタライゼーションの失敗を誘発するかもしれない。例えば,患者からの自殺の脅かしは治療者の中に,職業的な失敗(恥)を示唆すると同時に,不安を掻きたて,その結果,治療者が患者の精神状態について適切に考える能力を部分的もしくは完全に阻む役割を果たす。

　メンタライゼーションの誤用に関するさらに特別な問題は,外傷と不適切な養育に関係するものである。子どもは彼らに対する虐待的な大人のあからさまな敵意に対して,こころの状態について考える能力を静止することで対応する。というのも,虐待者(しばしば愛着対象である)のこころの状態を考えることはしばしばあまりにも苦痛なことだからである。驚くべきことではないが,不適切な養育を生き抜いた大人の外傷の問題を探索することは頻繁にメンタライゼーションの喪失を生み出してしまう(上記参照)。こうした文脈により即したものが,外傷を受けた人が有する,周囲の人々に空虚な,もしくは狼狽えた

こころの状態を再創出しようとするニードである。そうすることで，自分はそうした耐え難い苦痛な状態から解放されたいのである。外傷性のメンタライゼーションの誤用は自己に向かうことさえ頻繁にある。自ら考えを止めることは，物質乱用や自傷，解離状態における極端な形でのプリテンド・モード機能の追求などを含む様々な方法でなされることがある。

表5.7　メンタライゼーションの誤用
全般的な指標
- 他人の行動をコントロールするためにメンタライゼーションを用いる
- しばしば「メンタライズされた」人に有害な方法でなされる
- 自分自身のこころの状態を表象する能力を犠牲にした，明らかにほとんど過剰ですらあるメンタライズ能力
- その感情に共鳴することはないが，他の誰かがどのように感じるのかについての知識を持っている

軽い極
- 他者のこころをコントロールするという限られた意図
- 他者に対する共感的理解
- 他者の感情の歪みや自分自身の経験の表象化の失敗
- ある複雑な社会的関係に関連しての操作的な意図
- 心理的虐待にはあまり関係しない

他者に特定の思考や感情を誘発させる試み
- サディスティックな方法で他者の感情についての知識を使う
- 罪悪感，不安感，恥を誘発させる
- 正当な理由のない忠誠心を発生させる
- BPDの人の心理療法的な治療にはほとんど普遍的である

人の考える能力を故意にむしばむ
- 覚醒を増進させることで最も容易に達成される
- 常に嫌な体験である
- 物理的脅かし，叫び，虐待的な言葉
- 恥をかかせる，もしくは恥をかかせるという脅かし，例えば自殺の脅かし

トラウマと不適切な養育
- 愛着対象の悪意から身を守るための自己防衛的なメンタライゼーションの停止
- 他者のこころに空虚な，もしくは狼狽えた状態を再創出する
- 外傷性のメンタライゼーションの誤用が自己に対して向く→薬物の誤用，自傷，解離

まとめ

　メンタライゼーションのアセスメントは以下の目的を果たすべきである。(1) 重要な対人関係の地図と，鍵となる問題行動との関係を提供する。(2) これらの文脈における最適な質のメンタライゼーションをアセスメントする。(3) メンタライゼーションをむしばむ重要な試みを描写する。(4) メンタライゼーションにおける困難が全般的か部分的かをアセスメントする。(5) いずれにせよ，擬似メンタライゼーションと具象的理解とのどちらが優勢かをアセスメントする。そして，(6) メンタライゼーションの誤用の傾向は個別に考えられる必要がある。

第6章 対人世界および関係世界のアセスメント

　少なくとも5年間の時間枠を用いて，患者が展開している関係性の主なスタイルと質とを査定することが重要である。多くの患者が独特のパターンを示すので，治療者はアセスメント過程の早期にこれを同定する必要がある。私たちは既に第5章で，現在の関係性のスタイルという文脈の中で，メンタライジング能力を査定することの重要性を議論してきた。ここでは私たちは，関係性のパターンが，いかに用いられる介入のタイプを知らせるかだけでなく，いかに患者と治療者，そして治療者チームの間に発展させるであろうと見込まれる関係性の形式を示しもするのか，ということを議論する。憶えておいてほしいのは，過去および現在の関係性の特徴は，メンタライジング能力のアセスメントと相関しているのがよいということである。もしアセスメント中に，関係性のパターンとメンタライジングのアセスメントとの間に乖離を見出すなら，より注意深く探索すべきである。

　一度パターンが同定されたら，このパターン自体が恐らく治療の中で繰り返されるということを患者に指摘しておくのがよい。つまり「あなたが持つ関係性はどれも，始まってから数カ月後に問題をはらんできて，求められていないと感じ始める，ということがわかってきたようです。治療を始めると，恐らく私たちの関係においてもそのことに用心しなければいけなくなるでしょう」というように。これが典型的な「転移トレーサー」（146ページ参照）であり，MBTにおける極めて一般的な介入の形である。

関係性のパターン

　実践的な目的のために，私たちはBPD患者に共通して同定される2種類の異なる関係性のパターンを定義した。1つ目は，近距離型パターンであり，2つ目は遠距離型である。避けられないことではあるが，関係性のパターンを2つの異なるカテゴリーに分けることは，図式的すぎて困惑するだけでなく，ひ

どく単純化しすぎてもいる。それにもかかわらず，そうする目的は，治療者を手助けして患者の体験に順応させることと，治療者を手助けして適切な介入を選ばせることである。近距離型と遠距離型の関係性を定義するために，私たちは図式的であると知りつつも，標準型のパターンがあると想定している。

標準型

「標準型」の関係パターンは選択的で，柔軟で，時間が経過しても安定している。

標準型の人は親密なものから距離のある関係まで幅広く様々な関係を形作り，それらは両方とも一貫した対人世界の一部を成している。状況や選択によって，関係は時間とともに変化し，親密なものからより距離のある関係へ，あるいは距離のある関係から近しい関係へと移りゆくが，恒常性の感覚は示されている。核となる自己は決して脅かされない。このパターンは図6.1に図式的に表されている。

標準型のパターンは安定した愛着と相関しており，比較的よいメンタライズ能力と，対人関係上の不穏なエピソードについてでさえ一貫した語りを生み出す能力を特徴としている。標準型の人は愛着関係を評価し，記憶を意味ある語りに理路整然と統合し，それらを時間を掛けて形成していくものと見做すことができる。彼らは他者に影響を与え，自分も他者による変化をこうむることを見越している。彼らはストレス下でもまとまりを保ち，情動反応においては安定性を保ち，否定的な情動を建設的に伝えることができる。もちろんこのような完全型は滅多にない。要約すると，これらの人は〔情動的に—訳注〕深く投資した関係を築いている他者が自分自身のこころを持つことを許すことができる。

思い出してほしいのは，こうした過去および現在の関係性の特徴は，確固たるメンタライズ能力と相関しているのがよいということである。もしあなたがアセスメント中に，関係性のパターンとメンタライゼーションのアセスメント

表6.1 対人関係／関係性の表象—標準型

調和的—選択的
柔軟—可逆的
安定的—時間が経過しても一貫している
発達的—時間の経過とともに変化していく

との間に乖離を見出すなら，より注意深く探索すべきである

近距離型

近距離型の関係パターンを示す患者は，不安定で柔軟性を欠いた相互作用を述べる（表6.2参照）。他者の精神状態についての彼らの表象は，彼らの自己についての表象と密接に繋がっている。これは自己と他者の思考や感情が同一であることを意味するのではなく，むしろ互いに高度に随伴することを意味している。自己の感情の変化への反応として他者の変化が予期され，もしそれが起こらなかったり，他者がこころの独立性を示したりすると，パニックと混乱が起こる。このタイプの関係組織を定義する鍵となるのは，親密になることや過剰に関わることと，疎遠になることや中傷されることの間を揺れ動く関係をみつけることである。患者は自己中心的である。関係にまつわる情動は，強力で，流動的で，抗しがたいものである。人々はあっという間に「親友」「恋人」「敵」あるいは「裏切り者」になってしまう。対話には「私は彼なしでは生きられないの」や「彼女はオレを裏切った」，そして「彼は私の人生から永遠にいなくなってしまったわ」のような述懐も含まれる。相互作用は親密なものから距離のあるものまで幅広く揺れ動き，一見すると些細なことが後に不穏なものになる。他者はしばしば信頼がおけず，無節操で，適切に愛情を表現できないもの

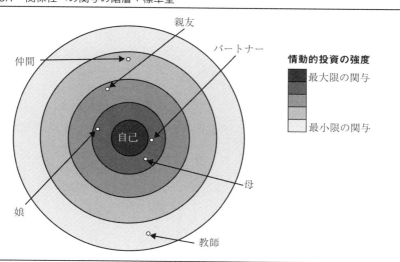

図6.1　関係性への関与の階層：標準型

として体験される。背信や見捨てられの体験は一般的なものであり，関係の質はしばしば，特に中核自己が脅かされるときには，図式的な方法で表象される。記述は分極化して，非難に満ち溢れたものになる。驚くべきことでないが，この関係パターンにまつわる情動の強さは，情動の嵐の中でしばしば衝動性や自殺企図，自傷行為に繋がっている。このパターンは図6.2に図式的に表されている。

近距離型の関係パターンは不安定な愛着に関連している。成人愛着についてのたくさんの尺度において，BPD患者は不安定型で，とらわれ型で，関係の中で恐怖に満ちていると同定されている。彼らは，無秩序で，不安で，とらわ

表6.2　BPDにおける対人関係／関係性の表象
◆ 近距離型
　• 不安定
　• 自己への焦点づけ
　• 柔軟性を欠く
◆ 遠距離型
　• 安定
　• 距離を取る
　• 柔軟性を欠く

図6.2　関係性への関与の階層―近距離型―不安定

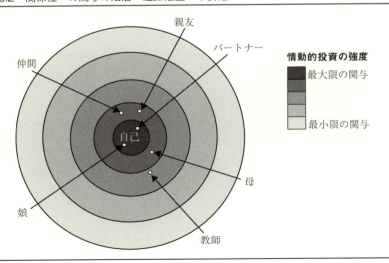

れているという特定のタイプの愛着を持つ。そのタイプは，愛着対象が脅威の源としてと同時に安全基地としても知覚されるという接近回避ジレンマに焦点が当てられている。ガンダーソンは，境界例の機能不全の典型的なパターンを，不安定な愛着を持つ乳幼児の誇張された反応という観点から注意深く詳述している。例えば，しがみつき，依存欲求にまつわる恐怖，見捨てられる恐怖，養育者が傍にいるかどうか常に監視していること，そして親密な関係に対する深いアンビバレンスと恐怖である。これらが近距離型の境界例患者である。

近距離型の境界例患者は，通常は愛着関係の文脈においてメンタライジングを維持することができないであろう。こころの分離ができなくなり，このことが，何が内側にあって何が外側にあるのか，誰の感情が誰のものであるのか，何が自己で何が他者なのか，という混乱へとつながっていく。おそらくは外傷，あるいは他の早期体験，もしくは遺伝的素因に関連した愛着システムの過剰反応は，メンタライジングに対して非常に否定的な影響を与える。つまり，繰り返しになるが，関係のパターンに関するアセスメントがメンタライゼーションのアセスメントと相関しているのがよいのである。より具体的にいうと，メンタライゼーション能力は親密な対人相互作用の外部では適切であるかもしれないが，一度関係の中に入ると，患者の能力は極端に低下するようなのである。

実践ポイント

治療の中でこちらが愛着関係を刺激するとすぐに，患者の精神機能は急速に低下し，複雑な介入を理解することが難しくなる。このような状況下では介入を変えて，単純でわかりやすくし，患者が能力をさらに低下させるような過覚醒状態にはならないように努めなければならない（19ページ参照）。

遠距離型

近距離型の関係の不安定さとは対照的に，遠距離型のパターンは脆弱ではあるものの一定の安定性を示す（表6.2参照）。これは回避型の愛着パターンと関連している。人々は距離をもつ。すなわち，誰1人親密になることを許されないというシステムにおいては柔軟性はほとんどないのである。自分自身のこころと他者のこころのはっきりした分離が維持されている。ある患者が「私はもう誰とも関係を持たない。それが安心なんだ」といったように，親密さは危険なのである。

患者はアセスメントで疑似メンタライゼーションを示し（78ページ参照），

プリテンド・モード（78ページ参照）を用いてあっという間に治療者との会話に入ることがある。彼らは自分の問題についてもっともらしい説明をするので，洞察志向の治療者は，これ以上彼に何を提供できるのか，という疑問に取り残されてしまうかもしれない。関係を持とうと繰り返される試みが失敗に終わる度に，孤立と距離を取るという事態が現れるかもしれない。結局，患者は諦め，絶望し，彼が家族との間でそうしてきたように，他者との情動や相互作用からひきこもる。このことが図6.3に図式的に表されている。

　それにもかかわらず，彼らはこのように「解離した」状態が苦痛であると気づくことができるので，時折他者を求めることで状況を改善しようとするが，結局は，不適切で愚かであるという感情を彼らに再びもたらすだけで終わってしまう。絶望して，彼らは助けを求める。しかし，彼らは治療とは情緒的関わりを持つことを意味するということに気づくとすぐにそこから去ってしまうか，あるいは，治療は続けるが，治療者や他者とは距離を保ち続けるのである。

　一般的にこうした患者は，自分自身の，あるいは他者の精神状態を包括的に取り扱う能力からは切り離されている。これは，愛着的な文脈において特にそうである。しかし，このせいで彼らは孤立し，孤独になってしまう。関係を始めることや治療を開始することは，彼らの諸側面を外部に置く方法となる。このことは，彼らの脆弱な自己感を安定させる。そして，いったん外在化がなさ

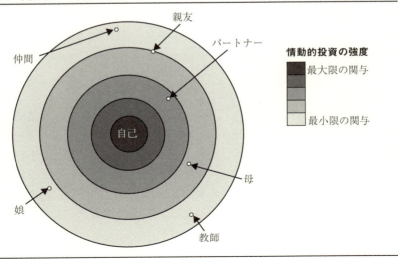

図6.3　関係性への関与の階層―遠距離型―比較的安定

れれば，患者は治療者との関係には関心がなくなり，実際に最終的にそれを終わらせたいと望むかもしれない。こうした瞬間に，治療者は見捨てられ感を抱くかもしれない。そして，境界侵犯のいくつかの事例では，自分のこころの中の縁切りしたい部分から距離を取りたいという患者の願望が伴う黙示的拒絶を取り扱う上での治療者の困難が関係しているのかもしれない。

実践ポイント

　力動的な治療者は，治療的出会いの中で実演されている自己―対象関係の表象と彼らが信じるところのものを解釈する傾向がある。しかし私たちはアセスメントの時点でこうすることは勧めない。患者が治療の諸側面を拒絶するのは，外在化された側面が自分たちに押し戻されることを怖れているからかもしれない，ということを憶えておいてほしい。こうしたときに患者の注意を関係に向けることは，彼らが自分の中の縁切りしたい部分から距離を置こうとする試みを台無しにすることとして感じられるかもしれず，非生産的な結果に終わり，患者が時期尚早に治療を止めてしまうことにつながるかもしれない。「私にはいまからやらないといけないことがあるのですが，これをするとあなたはイライラなさるかもしれないと私は思っています。何のことかあなたにはおわかりですか」というような明白なやり方で自分を関係の中に置くことで，患者が関係について探索するのを段階的に容易にしていくほうがよい（さらなる議論は第8章参照）。

なぜ関係のパターンを査定するのか

　関係のパターンを査定するのには主に2つの理由がある。第一に，それがメンタライジングの問題が起こり，それを扱う必要が生じる関係性の文脈を示すからである。第二に，それによって治療者は，患者との関係における自分の立ち位置を定めることが可能になるからである。近距離型の患者においては，治療者は親密さと距離のバランスを注意深く維持する必要がある。患者が治療者を押しやるなら，治療者は関係の中に押し戻る必要がある。患者が治療者に情緒的にしがみつくようになれば，適切な距離が必要となる。治療者にとって危険なのは，あまりにも関わりすぎたりあまりにも距離を取り過ぎたりして，二つの極を揺れ動くことである。

　遠距離型の患者においては，治療者は患者が自分の情動，とくに治療者―患

者間の相互作用に関する情動と接触できるように穏やかに手助けしなくてはならない。治療者にとって危険なのは，あまりに距離を置きすぎるようになって，患者に知性化によって離れ続けることを許してしまうことであり，あるいは関係性の合理的で情緒を伴わない探索により「プリテンド・モード」を刺激してしまうことである。

現在と過去の関係性

　関係性のパターンを確立するためには，治療者は全ての重要な現在および過去の関係の詳細を聴きとる必要があるが，強調点が置かれるのは，他者との現在および最近の関わりについてである（表6.3参照）。

　注目すべき関係は各々その始まりから終わりまで探索されるべきであり，その経過を図表化し，それが患者の情動状態に及ぼした影響を同定すべきである。とりわけ，関係性と自殺企図，自傷や衝動行為との間の相互作用は探索されるべきである。相互作用の質，関係性の変化の明らかな瞬間，そして特徴的な相互作用を話し合うことにこだわるべきである。患者の体験を理解しようとするときにこれらの情報は重要となるであろう。単純に関係性の否定的で問題のある部分を追求するのではなく，患者に安心感や楽しさ，幸福な瞬間を与える局面も同じ程度に重要視しなくてはならない。

　全ての精神療法の重要な側面は，患者が過去の体験と現在の理解という観点から他者に関しての自分の語りを発展させるよう手助けすることである。過去

表6.3　全ての重要な現在および過去の関係性を同定する

◆それぞれの関係性を以下によって特徴づける
- 形式
- 過程
- 変化
- 行動

◆関係性が問題とどのように結びついているか探索する：例えば，自殺企図，自傷行為，薬物濫用

◆類似性がある場合は，過去の関係性を現在の関係性に結びつける（しかし因果関係にすることは慎む）──「それはあなたが現在のパートナーに感じておられることのように聞こえます」

◆介入の優先度や階層を同定する

と現在の関係性との間に明らかなつながりを作るのがよい。例えば「それはあなたが現在のパートナーに感じておられることのように聞こえます」のように。しかし，そうする際に，因果関係にすることを慎むことが大事である。MBTは過去の反復として現在の問題を説明しようとはしていない。治療の早期にそのような説明を試みることは，現在の困難が実質を持っていないと患者に感じさせてしまう可能性がある。メンタライジングとは説明や洞察ではなく，新しい経験やリフレクションに沿って物語の筋書きを作ったり，壊したりする能力なのである。語りに硬直的に粘着することは，自伝的物語の構成と再構成とを不可能にし，新しい文脈での再評価を妨げてしまうので，反メンタライジング的である。

　アセスメントのなかで，治療者は少なくとも1つ，望ましくは3つ以上，愛着関係が情動的に活性化されている現在の重要な対人相互作用についての詳しい説明を引き出すべきである。例えば，パートナーとの諍いなどである（表6.4参照）。

　患者は，対人関係の出来事は複雑なものであり，簡単に説明できるものではなく，こころを掻き乱し不安定にする感情に対処する手段としてあまりに容易に片付けられ過ぎてしまっているものである，ということを理解する必要がある。たいていの場合，情動の嵐が過ぎ去った後でさえ，患者は出来事をメンタライズできず，それらを忘れるか，それらが起こらなかったふりをすることを好むものである（表6.5参照）。

　MBTは患者に，そのときの内的経験やこころの状態に注意深く焦点を当てることを求める。しかし重要なのは，MBTが患者に，他者のこころに焦点を当てることをも求めてもいるということである。これが意味することは，治療

表6.4　現在の情動的相互作用を査定する

◆ 共通するコミュニケーションの困難を同定する
◆ 感情の嵐に関連する未決の葛藤を全て探索する――転帰
◆ 曖昧で，間接的な非言語コミュニケーションの特徴をつかむ
◆ 不正確な想定を明らかにする；すなわち，既に伝えたはずであるとか，理解しているはずである，など
◆ 話されないままでいるコミュニケーションや繰り返される発言を同定する――「自分がよくないことはわかっています」
◆ 治療中の対話も含む，他者の思考や感情について患者が抱いた想定を聞くことで，誤りのあるコミュニケーションを同定する

者は関係性における誤解を同定し，曖昧で間接的な非言語コミュニケーションを明確にし，不正確な想定をあぶりだす必要があるということである。つまり，「あのときあなたをそう振る舞うようにさせたものは何であったのか？　あなたはなぜ彼がそういったと思うのか？　あなたに対する彼の行動をどう説明するのか？」などである。私達は人々と話すとき，私達が話していることや，なぜ私達がそう話すのかなどを彼らが理解していると想定している。実際は，私達の動機に対する他者の受け取り方は，私たち自身のものとは異なっているかもしれず，そのため相互作用は次第に歪んでくるかもしれない。脆弱なメンタライジング能力を持つ境界例患者にとっては，これが日常の出来事となる。もしアセスメントの間にそれが起こったのであれば，治療者はそれをみつけて，混乱の進行を招いている過程を同定すべきである。

　患者は沈黙を用い，コミュニケーションを閉ざし，「私が悪いのはわかっています」「全て私のせいなんです」というような言葉を繰り返すかもしれない。治療者は，アセスメントの間にそうした撤退宣言がなされるのであれば，これらの発言がその話題についてさらに考えていくことに対して及ぼす影響を強調しているということを請け合うべきである。可能であれば，患者があなた自身を含む他者の思考や感情について想定していることを聴くことによって，欠点のあるコミュニケーションを同定する。多くの患者が，患者と同じ経験をしていないからあなたには理解できないと主張するであろう。「どうやってあなたが理解できるというんですか？　あなたは私みたいに虐待されていないでしょう」というように。しかし，あなたが同じような出来事や感情を経験している

表 6.5　一般的なアセスメントでの質問

- 質問
  - 振り返ってみて，何があって彼女がそうしたのか，少し考えることができますか。
  - 彼の行動をどう説明しますか。
  - それが起こる前に何かありましたか。
  - 他の説明があるでしょうか。
  - 他の人だったらどう考えるでしょうか。
- 探索
  - あなたはその関係を終わらせたかったのでしょうが，いくらかは我慢していたように思います。何が行動の引き金になったのか教えてください。
  - 関係が始まったときは興奮していたけれど，その後彼が信頼できないとき，とてもがっかりしましたね。こうした感情にどう対処していたのですか。

のかしていないのかを知る術は彼らにはない。これは自分のことについて彼らに話すべきという合図などではなく，あなたに関する彼らの想定に挑戦する瞬間なのであり，彼らが他者にも同様の想定を行っていないかどうか，そしてそうした想定に基づいて行為に及んでいないかどうか質問する瞬間なのである（135 ページ「立ち止まり」を参照）。

第 7 章 治療者の姿勢

　精神療法におけるメンタライジングは，患者の精神状態が精査の対象となるような共同注意のプロセスである。患者が自分で感じていることや，自分で行っていることをそのように経験するのはなぜなのかを理解するのを手助けするため，メンタライズする治療者は，自分のこころの中の患者イメージを作っては壊し，壊してはまた作りという作業をし続ける。もし２人が共にメンタライズするプロセスを育てていきたいなら，患者は治療者のこころの中に自らを見出さなければならないし，同じように治療者は患者のこころの中の自分を理解しなければならない。双方が，こころがこころによって変化していくのを経験することになる。

　このプロセスは高尚に聴こえるが，実践においてはそうでない。治療者であるあなたは，自分の関心事は何より患者のこころの状態であって患者の行動ではない，ということをしっかりこころに留めておこう。あなたの主要な関心はいま彼のこころに何が起きているかにあり，そのとき何が起きていたかにはない。あなたも患者も相互作用を印象以上のものとしては経験できないということを認識しつつ，あなたが好奇心をむけるのは，現在の状況をつくり出した，あなたや患者がこころの中に持っている，あるいは持っていたかもしれないものである。このために治療者に必要なことは，患者のこころと同じくらいに自分自身のこころに注意を向けておくこと，そしてごく小さなものではあっても時折生じるエナクトメントに目を配ることである。境界例患者は他者のこころを正確に観察する能力が乏しいという私たちの主張にもかかわらず，彼らは他者の奥底に眠るある種の動機に対してとても敏感であり，見事に，そしてときには不愉快なくらい正確に，あなたの間違いや弱点をついてくる。これからみていくように，適切な謙虚さや治療者側の要素について学ぶ能力は，治療の重要な要素なのである。

　メンタライジングという目標に到達するのに最も効率のよい治療者の姿勢とはどのようなものかを把握する試みのなかで，私たちはメンタライズ的姿勢，

知ろうとする姿勢，あるいは，知らないという姿勢を定義してきた。

メンタライズ的姿勢，あるいは知らないという姿勢

　メンタライズ的姿勢，あるいは知らないという姿勢（表7.1参照）は，知識を持たないということではない。この用語はある感覚を把握する試みである。それは，精神状態とは曖昧なものであり，治療者は患者のこころの中にあるものについて患者その人以上に知ることはできないし，実際，恐らくごくわずかしか知らないであろう，という感覚である。あなたの立場は，あなたの患者について，何が「行動」に駆り立てるのか，どのように感じるのか，そして根底にある問題の理由を理解したいという意欲を示すというものである。そうするために，あなたは積極的に質問する治療者になる必要がある（表7.2参照）。そこでは患者に過度の自由連想はさせず，代わりに対人関係プロセスやそれらが患者の精神状態にどう関連しているかについて，詳しく観察し理解することを優先する。あなたが患者と異なる見方をする際，このことは言語化され，どちらの見方がより妥当であるのかという想定を抜きにして，患者のもうひとつの見方と関連して探索されるのがよい（表7.3参照）。やるべきことは，もうひと

表7.1　メンタライズ的姿勢

- ◆ 精神療法におけるメンタライジングとは，患者の精神状態が注意の対象となる共同注意のプロセスである
- ◆ 患者が自分の感じていることを理解するのを手助けするために，治療者は患者のイメージを作っては壊し，壊してはまた作るという作業を続ける
- ◆ 治療者も患者も相互作用を印象以上のものとしては経験できない
- ◆ 違いが同定される
- ◆ 異なる見方を受け入れる
- ◆ 積極的に質問する

表7.2　積極的質問

- ◆ 彼がそんなことをいったのは，何故だと思いますか
- ◆ そのことは昨日のグループと関係があるのではないかと思うのですが
- ◆ たぶんあなたは私があなたに評価を下していると感じたのではないでしょうか
- ◆ （グループの中で）彼女の自殺したいという気持ちについて，皆さんはどう思いますか
- ◆ 彼があなたにそのように振る舞ったのは，どうしてだと思いますか
- ◆ 起こったことについて，どう思いますか

つの見方を導く精神過程を明らかにすること，多様な見解が受け入れ可能であるということを受け入れて，それぞれの見方を別の見方と関連づけて考えることである。違いが明確になり，すぐに解決できない場合には，解決できると思えるようになるまで，違いを同定し，表現し，受け入れておくことが望ましい。

次のヴィネットでは，積極的に質問する治療者が例示されている。

失望した患者

患者（いままで担当していた心理士とのフォローアップミーティングについて話している）：先生が私の話について思い悩んでいたとは全く思えません。私のことを全く気にかけていませんでした。同じことを繰り返していわなければならなかったし，それでも先生は何も言いませんでした（非メンタライジングな言明の可能性）。

治療者：あなたがそう思うのもわかります。ただ彼は他のことに気を取られていたようにも思えます。それでもあなたの印象を説明できるかもしれません（これまでの話に基づいてもうひとつの見方を提供している）。

患者：それがどうして私にわかるっていうんですか。先生が他に何をしていようと，私と会っているのだから，私の話を聴かなきゃいけないはずでしょう（どのようにその結論に達したかを説明している）。

治療者：その通りです。そのせいであなたは歓迎されていないと感じたでしょうね。でも以前彼に感じていたことと較べてみてどうでしょう（感情に基づく介入と，さらなる探索の示唆）？

患者：先生はいつも私の話を聴いてくれて，私の人生に起きていることに関心をもってくれていると思っていました。でもこれじゃ……もう二度と行きたくありません。

治療者：誰かがいつもと違う様子にみえると，とても動揺するのでしょうね。でも，

表 7.3　もうひとつの見方を強調する

◆ 私にはそれは，私への攻撃（患者の説明）というよりも，ご自分をコントロールする方法のように思えました。しばらくそれについて考えてみませんか

◆ あなたは，私があなたを嫌っていると思っているようですが，でも何故あなたがそう思うようになったのか，私には確かなことがわからないのです

◆ みんながどう反応するか予想がつかなくて信じられなかったときのように，いまあなたは私を疑わしく思っていらっしゃるようです

◆ 私のいうことを却下することが正しいと思うためには，私を批判的だと思わなければならないようです

彼が別のことに気を取られていたので，あなたと一人の人間として向き合うことがいつものようにはできなかったのではないかと，私には思えるんです。恐らくですが，がっかりした気持ちがひどくて，それがより影響しているのではないでしょうか（心理士と会うのをやめるという決断を，生起した問題含みの感情と結びつける）？

患者：多分そうです。でも，あのときそう感じることは難しかったと思います。でもその通りかと思います。先生はいつもの様子じゃありませんでした。でも傷ついたんです。

治療者：なるほど。

行動する治療者

　治療の初期では，患者のニーズを認識していることを示す特別な行為が，まさにその通りであるという明示的かつ不断の証拠とともに与えられなければ，治療者のこころの中に患者がいるということを患者は想像できないかもしれない。BPDの目的論的な特性（24ページ参照）が意味するところによると，こころの中にあるものは物理的現実の中に顕れていなければならないため，行動することが必須となる。治療者が予想しておくとよいのは，ときに治療の枠内で適切な行為を通して自分の理解を示さなければならないということである。住居あてに支持的な手紙を出すことが必要になるかもしれないし，患者に電話をかけることは突然の対人関係上の危機を探索し，こころの中に何が起きているかを観察することに役立つかもしれない。また緊急事態にはセッションの合間に同僚と一緒に患者の家を訪問することさえあるだろう。これらの行動の多くは治療に不可欠になりうるものである。患者のニーズに即した共同注意の一環として，患者のために書いた書面は，送る前に患者と共有し，必要があれば書き直すのがよい。治療者による最初の下書きは治療者の見方を提供したものであるし，患者と話し合って修正することは，変化のプロセスと，こころがこころに与える影響を示すものである。もし手紙の一部について合意を共有するに至れないなら，治療者は意見を取り除くか保持するかを決めなければならない。どちらの行為を選んでも，決定の理由は患者に説明しておく。

　このような支持的な行為の目的は，あなたのこころの中に患者がいることを患者に示しつつ，物理的世界という「外」でもそうすることによって，治療同盟を発展させ，メンタライジングを維持することである。それは患者から過剰に責任を取り上げるということではない。患者のために取られる行為は，実行の前にできれば他のチームメンバーと一緒に慎重に検討するのがよい。もしセ

ッション中に行ったのであれば，確実にチームで話し合っておくべきである。これが不適切なエナクトメントを予防する。

観察する治療者

人間である以上，治療上の誤りは避けられないし，そのいくつかはより深刻であろう。ここでは構造上の間違い，例えばセッションを忘れたり，適切な注意を払わず面接の予約漏れをしたりということについては言及せず，反メンタライジングとなる介入をすることについて話したい。明らかな構造上の間違いに対しては，謝罪と自分の非を受け入れること，後の治療プロセスでその出来事が患者に与えている影響を認識していることを示すことが必要となる。

メンタライズ的姿勢はあなたに，自分自身の反メンタライジングな誤りを素直に認めるよう求める。直面化されたときには，誤りをごまかしたり，否認したりしてはいけない。間違いは何が起きたのかを再検討し，いきさつや感情，経験についてより多くを学ぶための機会として取り扱う。「あのとき私がしたことについてどう思いましたか？」というようにである（表7.4参照）。間違いを起こしたことを自分自身のこころの中で認めるだけでは充分でなく，行動を改め，それに即して介入を変えるのがよい。謙虚さや勇気を示すためだけでなく，こころの中で起きていることや患者との関連で行っていることについて内省し反映し続けていることを特に示したいのであれば，何が起きたのかを言葉にする必要がある。これはメンタライジングそのものの中核的要素である。

苛立つ治療者と不愉快な患者

病院の外来の待合室は，部屋不足のため，精神科の入口から続く廊下にある。ある治療者は新しい患者に対し苛立ちを感じ始めていた。というのは彼が病院の部屋

表7.4　内省と反映（リフレクション）を示唆する質問

- ◆あなたがそんな風に感じられたのには，私がいったことやしたことが何か影響しているでしょうか。
- ◆何をもって私がそういったのか，私には確かなことがわかりません。それについて考えなくてはならないでしょう。
- ◆私が間違っていたと思います。わからないのは，どうして私がそれをいうことになったかということです。事態が悪い方向に行く前に，ここで何が起きたか振り返るのを手伝って頂けませんか。
- ◆私は何か明らかなミスをしましたか。

の配置に関する不満に話題を集中させていたためであり，とりわけそのせいで患者の問題についての話し合いが進まないと思えたからであった。まだ2回目のセッションではあったが，彼は自分の苛立ちの感情を逆転移ととらえた。

治療者：今日のあなたはそのことで相当苛立っているようですね。
患者：そういうわけじゃないんです。外来の部屋の配置が，面接前の患者をリラックスさせるのには役に立たないと思うんです。
治療者：では，誰もそれをどうにかしようとしないことにあなたは苛立っているのですか。
患者：さっきも言いましたが，私はそれで特に苛立ってはいないんです。患者が公共の場所に座っていないといけなくて，通りすがりのみんなからみられるような配置にしたのがなぜなのか理解できないんです。
治療者：多分，私がそれをどうもしないであなたをさらし者にしたことで，私に少し苛立っているんでしょう。
患者：私が苛立っているというのを止めてもらえませんか。それが私を苛立たせるかもしれませんよ。それがあなたの苛立ちでなく私の苛立ちであると確かにいえるんですか。

　ここで治療者は自分自身の苛立ちについて直接質問され，困ってしまった。おそらく患者のほうが治療者のこころの中にある何かを拾い上げている。治療者は何をすべきであろうか。彼は自分の道を進み続けることができたが，自分自身のこころの状態についてリフレクトするよう挑戦された。

治療者：たしかに，あなたが正しいと思います。私はそれであなたが苛立っていると思っていましたが，そのことで私がずっと苛立っていたということに気づきました。私は，待合室でみられているという感情のために，ここに座って私からみられているということもあなたには難しいのではないかと考え始めました。

　この状況で，治療者はプロセスにおける治療者自身の要因を受け入れることと，自分自身の寄与を明示的に述べることとの間に進路を進めた。おそらく彼はここで少しばかり勇気を出して，状況を治療中の患者の現在の潜在的なこころの状態に結びつけた（解釈的メンタライジング）。

逆転移

　この例とは対照的に，間違いはしばしば逆転移エナクトメントの一部であり，その際は「間違い」という用語を使うことがおそらく不適切である。エナクト

メントは不可避でありかつ重複決定されている。したがって複数の原因があり，治療者が患者の自己のよそ者的部分（15 ページ参照）の欠くことのできない依代となっているような治療同盟にはよくある付随物である。メンタライズする治療者は中立的ではなく，内省的・反映的エナクトメントのプロセスに関与する（表7.5 参照）。それゆえ，治療者の役割は対人プロセスの観点からは潜在的に医原性の害をもたらしうるため，逆転移を観察することが欠かせなくなる。治療者にとって問題は，治療者の何がエナクトメントに寄与しているのか，その関わりを刺激した患者の要素は何なのか，あるいは患者の何がエナクトメントを引き起こしたのか，それが患者の何を刺激したのか，ということである。このようなプロセスについての治療者の内省と反映は，閉ざされた内観的なものであるよりも，開かれた純粋に思慮深いものであることが必要である。

　逆転移体験かもしれないことについてこのような共同探索を行うためには，治療者が開かれたこころをもち，安心して自分自身のあやまちを認め，自分の見方を適切に疑う必要がある。これにより，患者はなんとか自分自身のこころを開かれたものにし，治療者がするのと同じように，自分や他者についての硬直した操作的スキーマに疑問を抱き始めることができる。患者が利用しやすく意味あるやり方で治療者のこころの中に自らを発見するのを手助けするような関係を，超然として，よそよそしく，お上品で，防衛的な治療者と作り上げることはありえない。他者の主観的な精神状態を理解する能力に乏しい境界例患者は，距離を置いた不可解なこころの中を推し測ることができない（この治療者の姿勢は，コントロールできない猜疑的な反応を刺激する可能性が高い）。しかし同様に彼らは，情動を漲らせ，異なる見方を識別できず，治療者の中の

表 7.5　内省的・反映的エナクトメント

- ◆ 治療者が折に触れてエナクトメントを起こすことは，受け容れるべき治療同盟の付随物である
- ◆ 巻き戻し，探索するためにエナクトメントを素直に認める
- ◆ 理解を確認する
- ◆ 重複決定されたエナクトメントを理解するために共同責任を持つ
- ◆ 自分自身の間違いを観察する
- ◆ 自分自身の間違い――過去，現在，未来――を認めることを通して誠実さと勇気の模範を示す
- ◆ 間違いはもう一度振り返ることで文脈や経験，感情についてさらに学ぶ機会を与えてくれることを示す

過剰な感情をもろにぶつけてくるような治療者に耐えることもできない。治療者は，患者が彼に求めているものになる必要があり，患者が彼に感じてほしいことを感じる必要があるが，同時に自分のこころの一部を保つこともできる。その部分は，投影同一化が好首尾に達成された後であっても患者の内的状態を正確に映し返す。

　強調すべき重要なことは，この「逆転移のメンタライジング」が，患者が治療者にある種の治療を提供したり，治療者が患者の前で自分自身の病理を探索したり，自己開示に入り込んだりするというような逆転のプロセスではないということである（182ページ参照）。これら全てのことは患者が自分自身を理解するのに役立たず，患者の重荷になるものである。エナクトメントや「間違い」を内省し反映（リフレクト）することは，いやおうなく患者—治療者関係に焦点を当てることであり，そこでは双方が「誤り」に寄与しえた全ての諸要素を調べる責任があるといえる。諸要素には，一方では患者側の挑発的な煽りや投影プロセス，他方では治療者の敏感さや未解決の葛藤が含まれる。これは誤りに寄与している精神過程を理解することによってのみ発見され，そのため止めて，巻き戻し，探索すること（144ページ参照）が必要である。セッションを振り出しに戻し，再び前へ「1コマ1コマ」あるいは「精神状態から精神状態へ」進めていくのである。患者の行動がそれを導いた精神状態から切り離しては理解できないのと同じように，治療者の側のエナクトメントは彼らが寄与した決定因が同定されないかぎり意味のあるものにはならない。

プロセス重視の治療者

　最も重要なことは，治療者がメンタライジングな治療プロセス（表7.6参照）の発展に集中することである。内容を詳細に理解することよりも，そのことに多くの注意を傾ける必要がある。黙示的メンタライジングのプロセスは治療の主要目標であり，これは図式的な信念システムの中で堅固に保たれている硬直した見方から患者が自由になるときにのみ発展する。この動きを達成するため，治療者は患者と治療者の関係に焦点を当てる。なぜならこれにより異なる見方を例示し，代わりの理解を得る機会を提供するからである。

　信念に関する明白に図式的な説明は明示的メンタライジングを生み出すだろうし，BPDに対する多くの認知的介入の基礎がこうして形成される。このことはそれ自体役に立つが，あなたの目標は治療関係の中で黙示的メンタライジングのプロセスを発展させることである。「感じられている感情」という経験

を生み出すためには、したがって認知的な説明以上に、現在の転移関係に組み込まれている感情状態の説明（表7.7参照）が強調される。この経験においては、患者は肯定され、妥当化され、孤立しておらず、感情を認識したまま感じ続けていられる。私たちがこのプロセスを強調することは、BPDに対するその他の力動療法にも一致しているし、対話モデルや認知分析療法の訓練を受けた治療者であれば、正確な内容に注意を払いすぎることよりも、プロセスを「聴くこと」の重要性を認識するのにほとんど困難を感じないであろう（例えば，Meares and Hobson, 1977; Meares, 2000; Ryle, 2004）。

　特に注意を要するプロセスの１つは，陰性治療反応や，同盟の急な破綻について話し合いをするときである。これらは治療者を戸惑わせ，どう反応したらよいかおぼつかなくさせる。断絶は患者と治療者それぞれの関係パターンの複合から生じることがしばしばあり（Aveline, 2005），したがってどちらか一方のというより双方の産物である。治療者はこれを修復することに習熟している必要がある（Meares, 2000）。私たちの経験では，明示的に内省的・反映的（リフレクティブ）な治療者は，関係の決裂の後に速やかに自分自身のメンタライジング能力を取り戻し，同盟の深刻な破綻についてうまく話し合える可能性が高い。そしてこの

表7.6　メンタライジングなプロセス

内容に直接の関心を持たずに患者を手助けする
- ◆多様な見方を生み出す→
- ◆自分の見方が「現実」であると嵌り込んでいる状態から自由にする（一次表象と心的等価）→
- ◆一連の精神状態を経験する（二次表象）→
- ◆それらをそういうものとして認識する（メタ表象）

表7.7　感情への焦点づけと，患者—治療者関係におけるその表象

- ◆誤解を明確にし，表象の原型を発達させる機会が生じるとき，患者の注意を治療者体験に引きつける
  - ・患者の治療者体験を強調する
  - ・異なる経験や見方を強調するために転移を用いる
  - ・問題における患者の役割と治療者の役割を同定することにより，治療同盟における否定的反応や破綻について話し合う
- ◆感情を説明することにより，黙示的な表象へと注意を引き戻す
  - ・黙示的な水準にあるメンタライゼーションへの取り組みを維持するために言葉を用いる
  - ・「感じられている感情」（メンタライズされた感情状態）という経験を強調する

能力は境界例患者の治療を維持する上で中核的な要素である。

　破綻はメンタライジングの失敗を表す。治療者の最初の反応としては，破綻における治療者側の要因についてオープンに検討するのがよい。「この急な変化がもたらされたのは，私がいった何事かのせいでしょうか。あるいは私がしたとあなたが感じている何かのせいでしょうか」というように，自己リフレクションの持続的なプロセスを例示するのである。こうすることで，治療者は責任を分け合うことなく治療中の出来事への様々な寄与を探り当てることができ，一触即発の患者―治療者関係の中に確かな対話を持ち込むことができる。こうしたときのもっとも重大な危険は，転移解釈や行動へのチャレンジ，認知の歪みの説明など，患者の変化や理解に決定的に重要であるとあなたが信じている技法を用いる量が増えることである。まずは破綻にとどまり，破綻を見渡すことができる地点を探すことで，治療同盟を修復しなければならない。治療者と患者が破綻の激しさから少し離れた間の地点に辿りつくことが必要である。2人がともに，何が起きたのかについての手掛かりを探し求める探偵となる。このことは「立ち止まり，巻き戻すこと（144ページ参照）」や破綻した地点から前に進むことによって，もっとも上手くなされるであろう。

　結論として，治療者の姿勢は探究心旺盛で，積極的で，共感的で，ときには挑戦的であるが，もっとも重要なこととしては，治療者が「知っている」専門家になるのを控えるのがよいということである。治療者のこころは患者のこころに焦点化される。治療者は，好奇心旺盛で，質問好きであり，全てを知っているわけではない人である。治療者の主要な目標は，確固としたメンタライジングのプロセスを刺激することなのである。

第 8 章 介入の諸原則

　この章ではメンタライズ的介入の一般的な特徴と，正しい介入を決める際に従うべき諸原則について検討する。後に検討するように，よき治療者であるためには正しい介入だけが重要というわけではない。ちょうど音楽家が音符どおりに演奏しているのに，フレーズへの感受性が不十分であるためにその小節の意味を見失うことがあるように，治療においても治療者が正しい介入をするだけというのでは安易にすぎる。間違ったタイミングで介入し，思いやりや人間味なしに行うと治療はうわべだけのものになる。この問題を克服するために，われわれは指針となる諸原則をいくつか提供する。第一は「もし確信が持てないときは基本に立ち返り，介入の道筋の始めに戻れ」である。これによって自分自身を再度方向づけることができる。既知の位置から順調だった地点に戻ることはより簡単なものである。もし穴にはまり込んでしまったときには，闇の中でやみくもに振り回したり，向こう見ずに危険な状況に飛び込んだりするよりも，掘り進むことをやめて自分自身や患者のこころがどのようであるかわかると感じることのできる位置まで引き返すほうがよい。いい換えると，かなり疑いがあったり，不確かさが高まったりしているときは，再度前に進む前に，いつでも基本的な諸原則に立ち返り，一時停止し，（会話が理解できなくなったところにまで）巻き戻し，探索すること（144ページ参照）に結びつけるとよい。原則どおりに行かないときはたくさんあるであろうし，むしろそうであるべきなので，直観的であることは治療の重要な部分である。ここでは経験ある治療者が見下されているとか恩着せがましいと感じることのないような助言を提示するに留めておきたい。私たちの訓練プログラムは，包括的な精神療法の訓練を受けていないのに，私たちの治療を果敢に実施しようとしている一般的な精神保健専門職を対象としている。とはいえ，リスクマネジメントや緊急アセスメント，危機介入についての一般的な経験はしっかりと積んでいる。皮肉なことに治療を始めてまもない臨床家がもつ愚直さは成功する治療において重要な要素であり，あまり逸脱することなく基本原則に従うことができる。経

験豊富な治療者はしばしば必然的に，彼ら自身の治療を，方法を，そして技法を信頼するようになり，柔軟性を失うという危険がある。治療という旅に出る熱意がある人や，先入観や十八番がより少ない人は，メンタライジングな姿勢や「知らない」という姿勢（101ページ参照）を取れる見込みがより高いのかもしれない。それにもかかわらず，私たちは，以前からもう充分すぎるほど，木偶の坊で，紋切り型で，原型的な人間を作っていると非難されている。これらは全て非メンタライジングな現象の例であるというのに！

介入の一般的特徴

　介入は長くて複雑なものよりは単純で短いもののほうがよく，行動をテーマとするよりは感情に焦点を当てるほうがよい。また，認知のような精神活動の特定の側面を標的にするよりも，現在の心的現実に寄り添い，現在の出来事や対人相互作用に関連した患者のこころの主観的状態を標的にするほうがよい。そして，無意識的懸念よりも意識に近い，もしくは意識的な内容を強調するほうがよく，内容を解釈するよりもプロセスを維持することが重要である。

　一般に治療者は，患者が主観的に経験している現実と結びつけることのできない精神状態を話すよう強制するような状況を作り出さないようにする。この一般的ルールから，多くの単純であるが遵守が難しい示唆が導かれる。第1に，深い無意識的な内容に焦点を当てる治療者は疑似メンタライゼーションの機会を与える。もし治療者のねらいが洞察を生み出すというよりもメンタライゼーションの強化にあるのならば，意識的，もしくは意識に近い内容にとどまるほうがはるかにリスクが少ない。メンタライゼーションの強化は様々な点で洞察と同等の価値がある。いままで議論してきたように，全ての精神療法における治療的進展は表象の一貫性と統合性を獲得することに基づいている。ここでのわれわれの強調点は，より障害の少ない患者においては洞察を強化することがこれを達成する最善の方法であるといってよいと思われるが，対人機能のスペクトラムでより重い極にいる患者においては，意識が接近できるところから離れた複雑なメンタライズ的説明による挑戦をすると，表象世界の不統合や非一貫性を生み出すかもしれないということである。これは単純だが，極めて重要なポイントである。もし，ある人が自分の主観的体験の大幅な歪みを掌握し続けようともがいているならば，専門家が葛藤にまつわる複雑な精神状態やアンビバレンス，非意識的な動機を説明することは，統合をもたらすよりむしろ混

乱を生じさせる可能性が高い。おそらくこの種の混乱は，より障害の軽い患者にも，精神機能の複雑さが意識の表面に表れた際には，同じように生み出されるものである。しかしながら，主観的経験を処理する能力を背景にして，こうした混乱は再組織化の触媒ともなりうる。混乱を起こしやすい境界例患者においては，こうした混乱は行動の背景に現実的な意味を見出すという芽生えたばかりの能力を強化するというよりもむしばむ。それゆえ，治療者はメタファーやアナロジー，駄洒落や象徴を用いることへの関心を減らすべきである。これらの介入には高いレベルのメンタライジングが求められるので，境界例患者が内的な情動状態と内なるリフレクションとを両立させることができる瞬間にのみ，さらなる理解に有益となるであろう。他方でこのような介入は，無理解や羨望に満ちた賞讃，拒否やプリテンド・モードの発達を引き起こすことになるであろう。

賢い治療者

　ある患者は，住宅組合が共同住宅の屋根の水漏れについて何もしてくれないと訴えていた。彼女は何度も報告していたけれど，作業員はまだ修理に来てくれていなかった。彼女は豪雨に見舞われたら，共同住宅は水浸しになって，自分の家具も台無しになってしまうであろう，と確信していた。

治療者：おそらくあなたは，あなたのこころにぽっかりと空いてしまった水漏れ穴を直すため私が何もしてくれないと感じていて，もし私が早急に何かをしてくれないのであれば，あなたの感情はコントロールを失い，全てを台無しにしてしまうと感じているのではないでしょうか。

患者：来て修理すべきなんです。もし来ないのなら，もう一度怒って，私が行って始めさせますよ。

治療者：それでは，その時点であなたの感情は本当にひどく漏れ出るのでしょうね。

患者：私の感情の話を続けるのは止めていただけませんか。もし物を修理しに人が来なかったら先生もイライラされるのではないですか。ですから，私の感じてい

表 8.1　介入の一般的特徴

◆ 単純に，かつ簡潔に
◆ 感情に焦点を当てる（愛，欲望，傷つき，破局，興奮）
◆ 患者のこころに焦点を当てる（行動にではなく）
◆ 現在の出来事や活動と心的現実とを関連づける（根拠に基づき，あるいはワーキングメモリーのなかの）
◆ 意識に近い，もしくは意識的な内容を選び，無意識的な懸念を強調しない

ることを問題視するのはやめてください。これは単に彼らがすべきことをしていないがための問題なのです。

そのセッションは治療者が実際の問題を精神療法の中で起こっていることと結びつけようとするのを止めるまでこの調子で続いた。ここで治療者はそれほど間違っているわけではなかったが，機が熟してはおらず，すぐれて実際的な問題にこころが捉われている患者の自己内省(リフレクション)を高めることができなかったのである。彼女の現在の心的現実は，この時点では目的論モードに固着しており，そのためアナロジーによるつながりを描写することは彼女にとって比較的無意味になっている。

単純に，かつ簡潔に

物事を単純に，かつ簡潔に保つのは，いうは易く行うは難し，である。しかし，この原則は介入を患者のメンタライジング能力に見合ったものとすることを助ける。より長く，複雑な介入になってしまうと，患者のメンタライゼーション能力の中に納まりきらなくなる可能性が高い。特に情動的に興奮しているときにそうである。境界例患者のメンタライジング能力は愛着システムの刺激レベルによって変動する。それゆえ，あるときには患者は複雑な介入に理解を示し反応できるかもしれないが，しかし，他のときには理解することのみならず，何らかの簡単なことでさえ聞き入れることができないかもしれない。患者の情動状態が刺激され，愛着システムの興奮が強くなればなるほど，患者のメンタライジング能力は壊れやすくなるので，治療者は介入をより慎重に進めてゆく必要がある。

感情に焦点を当てる

全ての力動的治療は情動状態に関心を持つ。MBTにおいて感情に焦点を当てることは，いまその瞬間の感情を把握することを意味しており，セッションの内容との関係ではあまりとらえず，主として患者と治療者との間でいま起こっていることと関係づける。患者と治療者の間の現在の感情を同定する短期的介入は，語りの内容の詳細に焦点を当てるよりも，より効果的にセッションを前に進めやすい。

性的関係
　ある患者が女性治療者に頻繁で短期間の性的関係を話していた。出会った男性達について，そして夜行バスで相手と出会うときの様子について話していくにつれ，彼女はいい訳ばかりの反抗的な姿勢から用心深い警戒心へと移っていった。

治療者：いましがた，あなたはすこし不安になっているようにみえました（即時の感情の変化を把握する）。

患者：私は他人がどう思うかなんて気にしません。私は好きでやってるんだし，とにかく楽しいんです。

治療者：あなたはちょっとばかり反抗的になっているようにみえるのだけれど，それはたぶん私に対してなんですよね？

（沈黙）

治療者：あなたは私が何を考えているのかが気になってらしたのかなぁ，それともそのことであなたのこころに浮かんできたことが気になってらしたのかなぁ，と一瞬思ったんですよね。あなたはおそらく，あなたの男性漁りの話を聞くのを私が楽しんでいるかもしれないとか，もしくは反対に感心できないと思っているかもしれないと感じていたのではないでしょうか。

患者：私の友達はいつも私の話を聞いてくるし，反対もしません。

治療者：でも私はあなたの友達ではありませんよ。

患者：もう一度いってみなさいよ。先生は私が男とうまくやっているのをどう思っているんですか。かまととぶっちゃってさ。

治療者：私のことをかまととだと思っている人はそんなにいないと思います。あなたがなさっていることについて道徳的にどうこういうつもりは私にはありません。私が考えているのは，あなたが危険なところに身を置いているように思えるということと，それは私たちの問題だということです。私たちはあなたの危険な行動について取り組んでいるんですから。でも，あなたはいまのところ，それが問題だとは感じていらっしゃらないように思えます。

患者：そうはいっていません。全てがうまくいかないときも何度かあったんです。嫌なこともありました。1人私を叩いた人もいたわ。

　このヴィネットでは，治療者は会話の間，感情の即時の変化に焦点を当てており，同時に危険な行動に対する患者の態度についてもうひとつの見方を導入し始めている。

行動ではなく患者のこころに焦点を当てる

　考えたり感じたりするより行動する傾向のある挑戦的な患者に取り組むと，患者が自分を表現するレベルで関わりたくなるものである。これは何よりもまず，治療者が常に行為によって反応するよう誘惑されるということである。患者は自傷行為や直接的な攻撃性によって挑戦してくる。それはイライラさせられるものであり疎通を拒むものである。治療者はこのような行動への反応を強いられるように感じる。まず第一に，おそらく過度に複雑な説明をしたくなる。そして，反応がないことに直面して徐々に自分を出したくなる。私たちは，会話するということは行為であり，言語的に反応することもまた，患者の明らかな暴力性に対する行動的な反応であるかもしれない，ということを憶えておく必要がある。治療者が，患者からの挑戦的な行動にひきつづいて過度に言語的に反応することは患者にとって「罰」と体験されるかもしれない。というのもある程度，何らかの故意があるかもしれないからである。

　治療者の焦点が，患者のこころよりむしろ行動に当たるということが語りにおける指標となる。治療者はしばしば，エナクトメントに反応して，患者にそれについて話すよう強いてしまいがちである。ときには，行為の背後にある意味を見出すよう患者に強いることが，患者の作り出した「糞」を彼らの鼻先に塗りたくることになる。「あなたが今日自傷しなければいけないと感じたのはなぜか，私たちは理解しなくてはなりません」といった無邪気な質問は，おそらく患者のメンタライズ能力を高めることにはならないであろう。その質問はむしろ彼らがとった行動――それ自体がメンタライゼーションの失敗の結果である――に焦点を当てることを強いている。メンタライジングな治療者は，行為の理由を見出し説明するということこそがまさに患者にはできないことであるということを知っている。もし彼らにできていたのであれば，彼らがそうする必要はなかったであろう。行動に直面するよう強いることは非メンタライジングであり，不必要な恥を与え，行為をむしばむので，疑似メンタライゼーションのよい呼び水になる。

　治療者は，行動を脇においておくことができる必要があるが，行動が起こらなかったふりをするという感覚ではなく，その行動に関してシャーロック・ホームズを演じるような感覚で，患者のこころに焦点を当てるという課題を進めていく。そのような焦点づけの出発点は，行動が患者自らにおよぼした影響であるかもしれない。「ええと，それを止めようとしてあなたは随分頑張ってらっしゃったので，またやってしまったということでがっかりなさるのは不思議

じゃないと思うのですが」というようないい方ができるかもしれない。おそらくその後で，問題となっている挑戦的行動に先立つ患者のこころの状態に焦点を移行することが可能になる。もちろんこれは因果関係を暗に含みこんでいるが，患者に行為とそれに先行する精神状態とをつなげるよう要求することを意味してはいない。治療者は行為を，感情や思考が対人関係の文脈の中で立ち現れてきた指標として用いる。そうした関係性の文脈は，高いレベルの覚醒を生み出し，愛着システムの活性化を強め，あるいは恐怖症的回避傾向を強化し，メンタライゼーションの全般的崩壊を引き起こす。それゆえ治療者は，問題となる行動に先立つ経験と格闘している患者のこころに焦点を当てる。例えば，治療終結後の計画について心配している患者と比較的中立的な話し合いをした後に，攻撃的な行為が出てくることがあるかもしれない。治療者は，患者がだんだんと焦燥を募らせ，会話の終了後に患者が家具にあたり，鉢植えを壊すところを目にする。この治療者の課題は，メンタライゼーションの崩壊が生じたであろう会話について，記憶をさかのぼり，確かめてみることである。このケースでは，将来についての患者の不安とよるべなさの感覚が，患者の対処能力に関する治療者の期待と嚙み合っていなかったことから思考の崩壊が起こっているのであろう。治療者はこの問題に取り組み，患者が自分自身の能力についてかなり心配しているにもかかわらず，まるで患者が対処できると決め込んでいるかのように語ったことで，意図せずして過大な負担を背負わせてしまったことを，認めて謝罪する。

現在の出来事や活動と関連づける

　精神療法的に関わるとき，私たちはしばしば過去に逃げ込みがちとなる。現在の精神療法のトレンドは，いわゆる，いま，ここでの解釈的作業であるが，一般的に過去に手を突っ込む方法よりも不安を喚起しやすいとされている。過去に手を突っ込む方法は，幼少期の経験の記憶に取り組み，現在の行動と過去の出来事，そして**作り上げられたのかもしれない主観的体験**との間に因果的な結びつきを作ることである。人を喜ばせたいという願望を説明する上で，両親の要求がましいイメージを満足させたいという持続的な願望という観点からみるほうが，治療者を喜ばせることで本当の交流をせずにすましたいという包括的な欲望をみるよりも，対人関係上の問題に取り組む上でより容易なのかもしれない。過去に手を突っ込むことはより心地よいこともあるが，現実味が相当に薄まるので，それゆえ患者が子どもの頃何を感じて，何を感じてこなかった

のか，両親がその当時何を考え，何を考えていなかったのか，ということについての疑似メンタライジングを助長するかもしれない。

　この潜在的な難しさを回避する最善の方法は，現在の治療状況や面接室の状況の外部で起きた最近の体験を選んで焦点を当てることである。これは，しばしば皮肉を込めて「あなたは私のことをいっているのです」解釈と呼ばれる精神分析的焦点づけとは違うものである。あの種の作業は，境界例患者においては疑似メンタライジングも引きだしてしまう。一般原則が重視しているのは，情動負荷は高いものの，主人公である患者の思考や感情がそれをめぐって生産的に精緻化されうるような比較的些細な出来事への焦点化を優先することである。

　一般的に治療者は患者のこころ，換言すればワーキングメモリーの中にいま現在存在しているもの全てに取り組むことを目指す。経験は患者にとって心的現実性をもつこと，すなわち，それが語られるときに現実の経験であるように感じられることが重要である。それゆえ，時折，過去の経験がこの種の現在の感覚をもつこともありうる。しかしながら，治療者はその心的現実が，型通りで反復的な複製品ではなく「現実が持つ奥行き」を備えているのかということに慎重であらねばならない。複製品は現実の経験というより，それが現実であるということを思い出すための呪文のようなものである。

介入の臨床的道筋

　原則として，介入の道筋は，(1) 現在の面接外での対人関係に関する感情に対処することから，(2) 治療内でのテーマについての感情（例えば，プログラムで患者がどのようなやり取りをしているか）へ，(3) 最後に，患者―治療者関係や患者の精神内界の状態の差し迫った側面についての感情へと進んでいく（図 8.1 参照）。

　この道筋に沿って進んでいくことの全般的な狙いは，自然な治療プロセスを促していくことにある。これは内容の強調が減りプロセスの強調がより増えていくこと，および治療者と患者の双方が固定点の周辺を柔軟に移動するようになることによって，大体のところ予想できるようになる。介入間の移動の順序は原則であって，規則ではない。必要に応じてレベルをいくつか飛び越えたり，複数のレベルを一度にこなしたりすることも多くあるであろう。道筋に従って，治療者が感情と対人関係に焦点を当て続ける限り，感じ取られる内観の強度は，

最小から最大へと移行するであろう。この一般論には明白な例外がある。通常はもっとも情動が集中した領域である，患者と治療者との間の情緒的相互交流に焦点を当てることは，冷たく知性化され，外部の文脈や治療状況が有する熱から遠ざかることを表すかもしれない。譜面を正しく演奏してはいるが適切なフレーズへの配慮がなされていないという一例である。

各段階について順に説明する。治療者は患者の感情を同定することから始め，行動のみに焦点を当てない。このためには，治療者が「それで次にどうされたのですか」と質問するよりも「そのとき何を感じていましたか」と質問すること，「何をすべきであると思いますか」よりも「いまどんなことを感じていらっしゃいますか」というような質問をすることが求められる。もちろんこれは誤った二分法ではあるが，自殺や自己破壊的行動について探索しているときでさえも，会話の強調点を行動でなく感情に当てるべきである（122 ページ参照）。

感情を同定したならば，その感情に関する治療セッション外の情動的文脈ないし対人関係的文脈を探索するのがよい。これは根底にある情動を明確にしようと試みるうちにごく自然に出てくるであろう。面接外の対人相互作用について評価することは境界例患者にすぐに役立つし，「出来事の後」で話し合うこ

図 8.1　介入の臨床的道筋

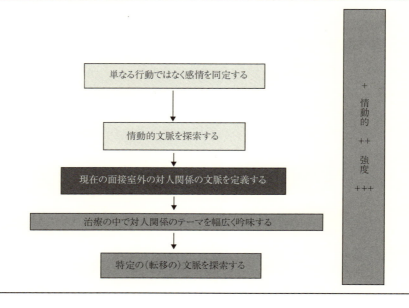

とでやりとりの際に喚起された強い情動を引き出すことはそれほどない。そのため，後方視的に内省と反映（リフレクション）を行う時間をつくることで，患者と治療者は「鉄が冷たいうちに打つ」ことや，さらによい「鉄が冷たくなりつつあるときに打つ」ことができる。つまり，精神崩壊や注意喪失という大変な危険を避けながら対人関係での出来事をメンタライズすることができる。早期の集団セッションにおける患者の相互交流に関して，同じような作業を個人療法セッションで行うことでもできる。例えば，何が**ある**のかより，何が**あった**のかについて内省し反映（リフレクト）するわけである。これは患者にとって，その瞬間の熱を帯びた感情を取り扱うことの代わりにはならないが，私たちの経験では，情動が覚醒している状態で内省と反映（リフレクト）をし建設的に行為する能力は，人が自分や他者のこころの状態を後方視的に考えることができる場合に限り徐々に発達していくものである。私たちはみな，情動的相互作用のドタバタの最中で行うよりも，後から振り返ったときのほうがより誠実に内省し反映（リフレクト）している。しかし最終的に，私たちの生活は，相互交流とは即時的で待ったなしのものであるという主観の中で営まれ，決定されていくものであるから，境界例患者はこうした瞬間を建設的に用いることができるようになる必要がある。

　私たちは患者—治療者関係という待ったなしの状況内での治療作業を格下げすることを勧めているわけではない。実際は全く反対のことを推奨している。しかしながら，理解することも処理することもできないような情動状態によって患者を圧倒してしまうことのないよう，繊細な感性をもってこのような仕事に移行していくことが重要である。尚早に，適切な準備のないまま移行することは，メンタライジングの段階的失敗を引き起こすであろう。もしコントロールできなければ，セッションの中で危機を招き，取り組むことを要するまさにその行動を医原的（第3章参照）に引き起こすことになるであろう。

いつ，どの介入をするのか？

　私たちはたくさんの介入を，力動療法やその他の療法を踏まえて定義してきた。これらは第9章でより詳しく議論する。ここではある瞬間ごとにどの介入を用いるのかを決めるうえで従うべき諸原則を同定する。私たちは介入を複雑さ，深さ，情動的強度に沿って配列し，共感と支持とをもっとも単純で表層的で，低強度な介入とし，転移のメンタライジングをもっとも複雑でたいていはもっとも情動的に高強度な介入としている。一般的に，いつどの介入を用いる

のかの判断は意識の外で行われ，そのほうがよいが，それでも私たちは従うべき一般原則があると信じている。これらは表8.3に要約されている。

私たちがこれを勧めることの基礎となっているのは単純なことであり，一般に境界例患者のメンタライジング能力は，愛着システムへの刺激量に反比例しているということである。愛着システムが活性化すると，メンタライジング能力は制止する。情動は混乱し，自己はバラバラになり，不確かになった安全とバランス感を取り戻すための行動が不可避となる。このプロセスは，よくいわれているような親密さと距離をゆれ動く関係パターンの原因となる。これは圧倒されるときにこころを維持しようとするBPD患者に認められるものである。患者を過剰に刺激して複雑な精神状態を引き出し強い感情を引き起こすことで，治療早期にコントロールできない方法でこのパターンを再生産するのは無意味である。メンタライズ能力と愛着システムの刺激のバランスをとるということは，感情の流れと強度をコントロールしつつ感情を動かすという細心の注意を要する立場に治療者を置くということである。情動なしでは意味のある主観的体験が成立し得ないし，過剰な情動の前では主観的体験の理解が成立しない。

既に論じたように，治療者が境界例患者を治療する上での一番大きな危険は，

表8.2 介入のスペクトラム

- ◆再保証，支持，共感
- ◆明確化，挑戦，精緻化
- ◆基本的メンタライジング
- ◆解釈的メンタライジング
- ◆転移のメンタライジング
- ◆非メンタライジング的解釈——注意して用いる

表8.3 いつ，どの解釈を用いるべきか

- ◆迷いがあるなら表層から始める——支持と共感
- ◆前段階を遂行できた後で初めて「深い」レベルに移行する
- ◆情動が圧倒的になる危険がある場合には，表層の段階へ戻る
- ◆介入の種類は情動的強度と反比例している——患者が情動に圧倒されているときは支持と共感が与えられ，患者が情動を「抱えること」ができつつメンタライジングし続けられているときには転移をメンタライズする。
- ◆介入は，それが与えられるときの患者のメンタライジング能力に即していなければならない。危険は，境界例患者が感情との取っ組み合いをしているときに，彼らが実際に持っているよりも優れた能力を持っていると想定することにある。

よかれと思って行うもののタイミングが違っていたり，見当違いだったりする介入を用いることで，愛着システムを過剰に活性化させ，メンタライジング能力を高めるよりむしろ低めてしまう医原性の害なのである．それゆえ，介入を選ぶときに従うべき何より重要な原則は，情動的強度と，自分自身のこころや他者のこころを絶えず主観的に観察する能力のバランスを取ることにより，医原性の影響を最小化することである．

　表層的レベルで支持と共感とを慎重に与えるのであれば，境界例患者に複雑な精神状態を喚起する可能性は低い．境界例患者は，誰かが関心を示してくれており患者の視点から患者の情動状態を理解しようとしてくれていると感じるので，自分の感情を説明したり，何が起こったのかや何が起こりつつあるのかについての自分の見方を伝えたりしても安全であると感じる．患者のこころは脅かされない．こうした介入は，動機づけ面接的，問題解決的，心理教育的，およびその他の行動療法的な技法に沿っており，治療早期に有用である．

　中間レベルの介入である挑戦は，自己吟味を促し，他者のこころは異なる見方を有しており，これを考えて統合しなければならないと示唆するので，より難しさを生む．挑戦が，知性化されたものというより対人的内容や現在の情動を含んでいる場合，情動的強度を高めるような関係世界が呼び出されるので，基本的メンタライジングの一部を形作ることになる．介入が「あなたと私」に結びついており，根底にある動機がその動きに組み込まれている場合，患者のメンタライジング能力を圧倒する危険がかなり高まり，行為を引き起こす可能性がある．患者はセッションを立ち去ったり，自傷したりすることで自分のこころを修復しようとするかもしれない．このような心理的災害に陥ることは，セラピストが介入のレベルをゆっくり降りて行くことで避けられる．まずはその前段階にしっかりと取り組んで初めて，最深部に到達することが可能となる．患者の不安の程度を判断し，患者のメンタライジング能力で治療者の見方をより深く考えることができるか，もしくは患者本人がそれをより精緻化しようと望んでいる場合に限り，先の段階に進む．疑わしい場合は一時的に試してみて，治療関係が堅固な場合に限り，会話の中での圧力を強めていく．

　治療者がここで挙げた原則を硬直的に遵守しなければならないといいたいわけではない．しかし治療者が私たちの臨床的筋道に従い，介入のタイミングに関する私たちの推奨事項を慎重に実施するとすれば，害をなすリスクがより少なくなり，メンタライジングを豊かにする陽性の治療関係を育てる機会がもっとも多くなるであろう．

基本原則――臨床例

私たちは境界例患者と治療者を悩ます多くの重大問題にどう対処したらよいかよく質問される。あらゆる状況への対処法を書き記すことは不可能であるので，私たちは臨床家に，この章で示した基本原則に従うことを強く勧めている。治療者にとってもっとも困難な行動は自殺企図と自傷である。ここではこれらの行動に関連する諸原則を再度説明してみたい。

自殺企図と自傷行為

いくつかの原則を繰り返す。介入は単純かつ簡潔に。感情に焦点を当てる。現在の，ないし即座の文脈に言及する。最初は意識的もしくは意識に近い内容に焦点を当てる。介入の道筋は，感情の同定から対人関係の文脈，そして意味へと移っていくので，情動状態が内省的・反映的(リフレクティブ)なメンタライジングを許す場合に限り，表層から深層へと進んでいく。最後に，自殺企図と自傷行為もしくはその他の破壊的活動に対して非判断的な態度をとって，それを治療そのものを狙った行為であるとか，治療者への攻撃であるなどと見做すのを控えることが重要である（表8.4 参照）。

治療者は患者の行為に責任があると思うべきでなく，自分の責任の程度を定めるコメントを治療初期に行うことが必要である。例えば，

> 私には，あなたが自分を傷つけたり自殺しようとしたりするのを止めることはできません。しかし，なぜあなたがそうせざるを得ないのかをあなたが理解し，そうしないですむ別の方法をみつけ出すのを手助けすることはできるかもしれません。

表8.4 自傷の機能

- ◆ 自己構造を維持するため
  - 自己構造の不安定化の理由を探索する
    - 「あなたが最初に不安を感じはじめて，何とかしなければと思ったときのことを教えてください」
  - 自己コントロールを再確立するために，行為の責任を患者に押し戻す試みをシステマティックに行う
    - 「私には，あなたが自分を傷つけたり自殺しようとしたりするのを止めることはできません。しかし，なぜあなたがそうせざるを得ないのかをあなたが理解し，そうしないですむ別の方法をみつけ出すのを手助けすることはできるかもしれません」

自傷やその他の行為の主たる目的は，突然の不安定化を受けて自己構造を維持することである。それは攻撃性を表出することでも，誰かを攻撃することでもない。動機は複雑であるが（表 8.5 参照），私たちが示唆しているのは，自傷行為や自殺企図が生じるのは，こころの存在が疑わしくなり，血肉を通してしか個人の統合性を再確立することができなくなっているときである，ということである。それは例えば，その瞬間の患者の目的論的理解の中で存在を支えるということである。空虚や欠落は，行為によって部分的に埋められる。

介　入

支持的で共感的な介入を用いる道筋から始め，自傷の出来事をあらゆる対人関係の文脈を含み込む形で確定する。

> 「あなたは他にどうしたらいいかわからなかったのでしょう」；「そうしないために一生懸命やってきたのに，結局こうなってしまってとてもがっかりされたでしょう」

対人関係の文脈を定める（表 8.6 および表 8.7 参照）際には，自傷が起こる前に誰と一緒にいて，誰のことについて考えていたかをゆっくりと探索する。患者が衝迫的に自傷したいと思っていなかったことがはっきりしているところにまで立ち戻ることで，いつ自傷につながる感情が始まったのかを見出す。すなわち，巻き戻しと探索（144 ページ参照）である（多くの患者は感情状態を管

表 8.5　自傷の動機

◆ 再安定化
　• 予測可能で，メンタライズ可能な図式的関係
　• 理解はできるが硬直した動機づけ――「彼が姿を現さなかったのは，私を苦しめたかったからよ」
　• 型通りの説明――「悪いのは彼なんだから苦しんで当然なのよ」「みんなは私にそこにいて欲しくないんだから私は行かないわ」

◆ パニックの軽減

◆ 存在の確立
　• 血をみることで，身体の存在を支える
　• こころの存在が疑わしいとき，自分の身体を通して存在を強化する
　• 空虚さを部分的に埋める

◆ 他者を支配もしくは攻撃するためであることは稀

理するための方法として自傷をこころの奥に大事に取っているが，その解決法はここで治療者が同定しようと試みているものを推進しているので，これは増大する衝迫衝動と同じものではない）。強調点は精神状態全体のうちの一部である感情状態におかれるべきであり，認知状態や先行刺激におかれるべきでない。それなので，「そのとき，あなたのこころの中では何が起こっていたんですか」というように，会話は文脈が患者の感情や精神状態といかに相互作用しているかに多くを割くべきである。とりわけ，拒絶，見捨てられ，および屈辱といった感覚や，愛，欲望，欲求といった正反対の強い感覚を管理する際に困難をもたらす，コミュニケーションの困難や過敏性を見出すようにしよう。これらの感覚は，自己の不安定化とこころを圧倒する感情の洪水をもたらす。こころの崩壊という文脈の中で，境界例患者は，心的等価のレベルで感情を体験しているということを思い出そう。したがって，「悪かったなぁと思うこと」

表8.6　自傷への道筋と介入

- ◆ 共感と支持
- ◆ 対人関係の文脈を確定する
  - 自傷につながった数日あるいは数時間についての感情状態に重きを置いての詳しい説明
  - 実際のエピソードを一コマごとに探索
  - コミュニケーション上の問題の探索
  - 誤解や過敏性の同定
- ◆ 感情を同定する
  - 前回の個人セッションからの感情の変化を，治療内の出来事と結びつけつつ探索
  - 個人療法と集団療法を含む多数の文脈におけるあらゆる行為の徹底的な振り返り

表8.7　自傷行為への介入

行う
- ◆ 意識的な動機を探索する
  - 起こったことをあなたはどう理解していますか
  - そのときそこには誰がいましたか，あるいは誰のことを考えていましたか
  - 彼らの発言についてどう思われましたか
- ◆ 患者が呈示する見方に挑戦する

行わない
- ◆ 自殺企図や自傷に関して緊迫している最中に転移をメンタライズする
- ◆ 「熱く」なっている瞬間に，生育史や，推測される無意識的動機，現在のありうる操作的意図の観点から患者の行為を解釈すること。それは患者を遠ざけるであろう

は「私が悪いんだ」になる。治療者の介入は，このことを理解し，彼らの体験が有する力を過小評価していないという感覚を反映（リフレクト）したものでなければならない。

　最初のうちは自傷の意識的な決定因を探索すべきであり，より複雑な心理的理由を勘ぐろうとはしない。しかしこの探索のなかで，患者の説明が図式的であったり型通りであったりしていないか疑問視するのがよい。これらは非メンタライジングな現象であり，自傷につながりうる将来の経験に対する適切な緩衝材の発達を妨げるからである。「熱く」なっている瞬間には，生育史や，推測される無意識的動機，現在のありうる操作的意図の観点から患者の行為を解釈するべきでない。これは患者を遠ざけるであろう。もっと後になって初めて，治療者は根底にある無意識的決定因の証拠を積み重ね，転移による相互作用との関連で「熱く」なっているときではなく，自傷との関連で「鉄が冷たいうちに打つ」あるいは「冷たくなりつつあるときに打つ」ことができるであろう。1セッションの間にそうすることができるかもしれないが，たいていは数セッション以上を要する。

臨床例

見捨てられた自傷行為者

　ある患者は先日の自傷について話したが，何が起こったのかについてはごまかし，それは大事なことではないと言い張った。

治療者：何が起こったのかについてもう少し教えてください。

患者：本当にこれ以上言うことは何もないんです。家に帰った後，私はカップを壁になげ，壊れたかけらで自分を切ったんです。

治療者：何かがおかしい，と最初に感じたときのことを思い出してみましょう。どうぞ，話してみてください。（内容の巻き戻し）

患者：本当にわからないんです。

治療者：もうちょっと頑張って私にお付き合いください。例えば，グループで昨日あなたが感じたことを思い出せますか。（治療の文脈を同定しようとする試み）

患者：いいえ。グループの後はいい気分でした。夕方家に帰ったときもよかったと思います。お話したとおり，2人の友人と会う約束をしました。私がみじめに感じたのは，その後家に戻ったときからなんです。

治療者：ということは，その時点ではみじめになっていたという自覚がおありなのですね。夕方の間に何かが起きたようですね。

このセッションはこのように，セラピストがみじめな感情を詳しく探索することに固執することで続いて行った。わかったのは，患者の２人の友人が一緒にトイレに行き，取り残された時間が長すぎると感じたとき，患者は２人に見捨てられた（みじめさに先行する感情）と感じた，ということであった。

患者：私はとても傷ついて（その時点で患者の内的状態を複雑にするさらなる感情），ナイフで自分を切る寸前まで行きましたが，その代わりに指のネイルで引っ掻いて，少し血を出しました。すると，２人が戻ってきたときに私がどこにいるのかわからなくなるように出ていってやろうという考えが浮かびました。（復讐の動機が，強い引っ掻きによって刺激されたようにみえる。メンタライズするこころがあって初めて患者は復讐心を持つことができる。復讐心は自己と他者とをこころに描くことを必要とするからである。それゆえ，彼女の復讐空想は自分で自分を引っ掻いた後で起こっている）。でも，私が出ていこうとした丁度そのとき，２人は戻ってきたのです。

治療者：それで？

患者：私は何も言いませんでした。それが何か問題ですか。２人はもう既に２人だけで長時間過ごしてきちゃったんですから，それを元に戻すことなんてできませんよ。

治療者：それであなたは仲間はずれにされたと感じ，少し怒って，自分の感情をどうしたらよいかがわからなくなったんですね。自分を引っ掻くことで少しはっきりして，少しの間復讐したいと思い，その後みじめになった。家に帰って改めて切ってしまったというのは，気持ちを晴らすためにそのときできる唯一の方法だったのでしょう。

（治療者は切ることによる感情の解放に注目し，行為の持つ安定効果をほのめかしている。これにより患者のこころが失われた瞬間に患者のこころを戻している。切ることやその他の行為は，メンタライズするこころを修復する方法なのである。）

患者：自分がどう感じているかなんていつだってちゃんとわかっているし，同じことが起きてもうまくやれるわ。私はしばらくの間テレビを観ていられたし，あれこれ思い悩むことなく寝ることもできたわ。

治療者：でももう一度自分を傷つけたんですよね。

患者：家に帰ってからすぐに，また酷い気持ちになってしまって，そのとき本当に切りたくなったんです。

治療者：どうしたらいいかわからない感情を取り除くために，そして自分のこころを取り戻すために，自分を傷つけているようです。自分で自分を思いっ切り引っ掻いたときに復讐することを思いつかれた。でもあなたの友達が戻ってきて上手

く行かなかったんです。たぶんその後であなたのこころは感情に乗っ取られてしまって，切った後でようやく頭の中を整理することができたのではないでしょうか。

患者：切ると自分はまあまあの人間だと思えるし，私が何で，彼らが何なのかを知るのをいくらか助けてくれるんです。大したことじゃないんです。

治療者：私は大したことだと思います。仲間外れにされて，一人ぼっちになったと感じると，あなたのこころは消え始め，何が起こっているのかわからなくなってしまうからです。このことで思い出すのは，私がセッションに遅刻してきて，あなたがトイレで自分を切ったときのことです。あなたはそう感じると，自分にはまったく価値がないと信じ始めるように思います。そして，遅刻することで私がそのことをあなたに伝えようとしていたし，友人がどこかに出ていくと友人がそのことを伝えようとしていたと信じ始めるのだと思います。切ることによって，あなたは，多少なりとも何者かであるということを取り戻すのです（解釈的メンタライジングおよび，転移のメンタライジングへの移行。151ページ参照）。

患者：ご存知でしょうけど，私が自傷し始めたのは18歳のときです。そうするとほっとするってことにこころの底から気づいたんです。だからいまでもしているんです。自分が混乱しちゃうこともわかってますし，そういうときは切ることに依存しているってこともわかっています。

第 9 章 メンタライジングへの焦点づけと基本的介入

　MBTにおける治療者の目標は人がどのように考え，感じているかについてより多くを学ぶことである。このため治療者には，患者の現在のこころの状態を常に探索しながら，患者のこころの状態に関する治療者自身の理解を提案していくことが求められる。その目的は，患者が自分や治療者を含む他者の精神状態をよりよく理解するために自分自身のこころを使うよう刺激することである。治療者の仕事は治療におけるこの共同過程を発展させること，および治療中ずっとメンタライジングへの焦点づけを維持することである。患者が治療者の視点に疑問をなげかけるときは，自分がいかにしてその意見を持つに至ったのかを明確に説明し，自分の見方について抱いているあらゆる不確実さを表明すべきである。相互作用が進むにつれて，患者の経験をどう理解するかに関して気が変わるかもしれない。もしさらなるメンタライジングが刺激されるのであれば，それを患者に説明できるとよい。「あなたの仰っていることがいまわかりました。つまり私が言ったことはあまり正しくなかったということです。多分，こういったほうがいいのでしょう。……」というような治療者の言葉は患者のメンタライジングを刺激し，対人間での敬意を具体的に示す有益な方法である。これによって，内省と反映（リフレクティブネス）の「手本」が示され，関係の中で自分のこころが他者のこころによって変化していくということが屈辱でなどなく，建設的かつ発展的なものであるということを患者が認識することが可能になる。
　メンタライジングを促すことができそうな多くの技法がある。これらの多くは治療者によく知られている。あなたはこの章を読んで，ここに書かれていることの多くをすでに行っていると感じてもおかしくない。私たちの狙いは新しい技法を教えることではなく，治療のある部分により重きを置き，他の部分を軽くすることで治療にいままでと異なる焦点づけをするよう勧めることなのである。

動機づけ

　境界例患者の変化への動機や治療への熱意はきわめて移ろいやすいものである。休日や病気，部屋の変更のような小さな変化が治療に深刻な結果をもたらすかもしれない。治療者としてあなたは常に動機づけの低下に注意を払い，それに応じて患者との相互作用を変えていく。一般論として，動機づけの水準は患者の焦燥や情緒的苦しみの程度と反比例する。患者の覚醒が感情や経験を処理する能力を圧倒してしまうと，治療について内省的・反映的(リフレクティブ)な思考の状態を維持することができなくなるであろう。

　動機づけを維持することについてはたくさんの著作があり，その多くが長年にわたってよい治療技法の一部であり続けている。たとえあなたが特定の技法の訓練を受けたことがなかったとしても，患者の治療への動機づけを維持するのに役立つたくさんの諸原則があり，それらはメンタライゼーションへの焦点づけにも即している。これらは表9.1に要約されている。

保証，支持，共感

　保証，支持，共感は全ての治療に必要な要素であり，内省的・反映的(リフレクティブ)に聴き，正確に共感する治療的技術はMBTの基礎的な側面である。これは患者の言うこと全てに同意するのと同じではなく，これからみて行くように，直面化や挑戦も等しく重要な治療の側面である。しかしながら，これらは非判断的に聴くこと，批判を控えること，患者がどう感じているか当て推量することを慎むことと同義である。「その問題についてもう少し話してください」という開かれた質問は再保証へと続く道である。何かについて自分がどう感じているのかを患者が詳しく探索するのに，治療者がわずかに頷いて励ますだけで充分なこともあるかもしれない。肯定的で希望に満ちた問いかけは患者にいくらかの

表9.1　動機づけの維持

- ◆患者のこころを探索する際に，支持，再保証，共感を示す
- ◆内省と反映(リフレクティビティー)の手本を示す
- ◆自己経験と理想自己との乖離を同定する――「こうありたいと願う自分に較べて，いまのあなたはどうですか」
- ◆少しの間は「流れに身を任せる」もしくは「抵抗を受け入れる」
- ◆治療効果を再評価し，継続している問題を同定する
- ◆メンタライゼーションの能力を強調し，メンタライジングの長所に耳を澄ます

再保証を与えるであろうし，問題について知りたい，理解したいという治療者の望みを伝えることにもなる。常に自分の理解を「確認」しておくこと，つまり「私が理解したところでは，あなたが仰ってこられたのは……」や「これは正しいと思えますか？」などが必要であろう。

経験の少ない臨床家は，理論的知識を有していることや自分自身の人生経験に自覚的であることを，答えを知っていることと混同し，助言を与えること自体が支持的であると思い込んでいるかもしれない。しかし患者の見方を解き明かすことなしに理論的知識を用いることは，治療者側の粗悪な思い込みにつながり，患者の問題の個別性を消してしまいやすい。そして次第に患者―治療者の関係を，患者が受け身的に治療者の答えを待ち，治療者が知らず知らずのうちに示唆を与え，過剰に問題解決技法を用いる関係にしてしまいがちになる。MBTの目的は，患者の代わりに行為することではなく，患者の側に留まり，不確かな領域を探索し，意味を作り上げるのを手助けすることである。治療者は自分のこころの中に，2人の人が地図を見て，どちらの道にいくか決めようとしているというイメージを持つとよい。彼らは最終目的地については同意しているかもしれないが，2人ともその道のりを知ってはいないし，実際その目的地に到達する道はたくさんあるのかもしれない。

共感的発言は患者と治療者の間のラポールを深める手だてであるが，境界例患者の治療において根底にある情動状態を正確に内省し反映（リフレクト）することは，他の患者の場合にそうするよりも問題を含んでいる。境界例患者は自分自身の主観的状態をすぐに見定めることができないので，自分がどのように感じているのかを伝えられても，そこから利益を得ることができない。患者がいいたいことや，患者が「本当は感じている」ことを伝えるのは控えよう。MBTにおいていってはならない台詞のいくつかの例が表9.3に挙げられている。

表9.2　支持的態度

- ◆ 患者の語りや表出を尊重する
- ◆ 肯定的で希望に満ちた態度でありながらも疑問を持つ
- ◆ 知らないという姿勢――あなたは患者の立場を知ることはできない
- ◆ 知りたい，理解したいと強く望むさまを例示する
- ◆ 常に自分の理解を確認する
- ◆ 常識的心理学と個人的経験に基づいて語りの持つ情緒的なインパクトを説明する
- ◆ 患者のために。ただし患者の代わりに行為しない――患者の責任を肩代わりしない

もし治療者が患者が根底に感じていることや，本当にいいたいことを患者に話すことにこだわり，そのうえさらに根底にある理由を伝えたりすれば，問題は悪化する。これは2人のうちどちらかが否定的な反応をする結果になる。一方で，それは，患者の知らない患者についてのことを治療者が「知っている」ということを受け身的にではあっても黙諾し受容することにつながるであろう。また他方では，誰が正しいのかという不適切な口論を生むかもしれない。本質的に，治療者の姿勢がメンタライジングや「知らない」という姿勢から，ある種の優越や支配へと移っている。そうした姿勢は患者と治療者の間のエナクトメントにつながりやすく，それは境界例患者に特有のものというよりも，治療それ自体の産物であるような治療内での問題を創り出すかもしれない。

肯定的メンタライジングを同定し探索する

褒め言葉を適切に用いることは，治療内に再保証的な雰囲気を創り出す。治療者の肯定的態度は希望を植えつけ，変化への道しるべを示唆するためによく使われる。問題は褒め言葉をいつ使うかである。私たちは治療者が揺らぐことなく肯定的で激励的でいるようにと示唆しているのではなく，患者がメンタライジングを用いて肯定的な結果をもたらしたときを明確に認識するよう勧めている（表9.4参照）。

従うべき原則は次のものである。すなわち，肯定的なメンタライジングを強調し，その有益な効果を探索するために，よく考えて褒め言葉を使うのである。

例えば治療者は，患者が複雑な対人状況をどう理解してきたかに光を当て，患者がどう感じているかを理解するだけでなく，他者の感情を認識するためにも，このことがどう役立ってきたのかを吟味する。

「私の母が電話をかけてきて，休日で出かける前の荷造りを手伝いに来てほしいと頼んできたんです。それはできないと母に話しました。母は，あなたのためにいろいろやってあげてるのに，あなたって人はいつも自分勝手ねといいました。そう

表9.3 いってはいけない台詞

◆あなたが本当に感じておられるのは……
◆私が思うに，あなたが私に本当に伝えようとされているのは……
◆私には，あなたが本当にいわんとしているのは……と思えます。
◆あなたがこの状況を期待しておられるのは歪んでいると私は思います。
◆あなたがいわんとしているのは……

いわれてもちろん私は動揺しました。でも，このとき私は電話を切らず，仕事に行かなきゃいけないから手伝えないのよといいました。母に悪いことをしている気にはなりましたが，休暇を申請するには遅すぎるわといいました。最後には，私のためにいろいろしてくれてるのにごめんねということができました」。治療者は「今回，あなたはお母さんにしっかりと伝えることができたようですね。そうしてみて，あなたはどう感じましたか」といった。後に治療者は，会話全体について母親がどう感じていたと思うかを探索した。患者と母親はなんとか建設的にお互いにさようならということができ，電話の終わりには双方ともに満足の感情が残ったようであった。

治療者はタッチラインの外側から患者を応援する「チアリーダー」になるのではなく，患者の傍に立ちながら動機づけについての好奇心を掻き立て，自分や他者を理解し説明することがいかに情動的な満足や気分状態のコントロールを高めるのかを示す（表9.5参照）。

メンタライジング上の長所に関するよく考えての褒め言葉は，非メンタライジングな「埋め草的言葉」の同定とバランスを取って行う。使い古された説明や，軽蔑的な台詞，思い込み，合理化などは，それらが生じるときに全て同定し，取り扱うようにする。ほとんどの非メンタライジングな埋め草的言葉は，

表9.4　肯定的メンタライジングを同定し探索する

- よく考えての褒め言葉――「あなたはあなた方の間で生じたことをなんとかしっかりと理解されたのですね」
- そうしたメンタライジングが生じると，他者にはどう感じられるのかを吟味する――「あなたが彼らにそれを説明したとき，彼らはそれについてどう感じたとあなたは思われますか」
- 情動的な状況がメンタライズされると，自分にはどう感じられるかを探索する――「そのことを丸く収めたことであなたはどう感じましたか」
- 非メンタライジングな埋め草的言葉を特定する――例えば，使い古された説明など
- 埋め草的言葉を強調し，それらに携わったところで実際には成功しないということを探索する

表9.5　動機についての好奇心を掻き立てる

- 「なぜ？」という自身の関心を強調する
- 自身の理解や推論に制限をつける――「確信はしていないのですが……」「たぶんあなたは……」「当て推量になるかもしれませんが，あなたは……」
- 患者の焦点が経験に向かうように導き，「埋め草的言葉」から逸らす
- そうした情報が物事を理解するためどう役立ちうるのかを示す

関係を発展させたり，状況や自分を理解したりする上で役に立たないので，このことは強調しておく。

　こうした非メンタライジングな埋め草的言葉の使用は，患者に問題を回避させたり，現在の説明や理解を見直したり修正したりする必要はないと患者に思わせてしまったりするかもしれない。治療者は，これが回避であり防衛であると患者が認識しているかを確認し，患者を現在のこころの状態に焦点づけるよう引き戻す。

明確化と感情の精緻化

　明確化の意味は自明であり，わざわざここで説明するには及ぶまい。それはメンタライゼーションの失敗に由来する行動の「整理整頓」であり，その行動に意味を見出したり文脈を与えたりすることである（表9.6 参照）。

　「整理整頓」するためには，重要な事実を確認し，根底にある感情との関係を同定する必要がある。可能であればいつでも出来事を巻き戻し，行為に至るまでのひとコマひとコマごとのプロセスを確認することによって，行為は感情にまで遡られるのがよい。このプロセスの中で，治療者は「こころを読み取る」上でのあらゆる失敗や，自分自身のこころを理解する上での失敗にも注意を払っておくべきであり，物語の中でこれが明らかになるときには，そのことを疑問視し，失敗したメンタライゼーションに関する代わりとなる理解を探すべきである。開かれた質問や，事実を再度述べること，そして出来事のひとコマひとコマに焦点づけることは，一般的な明確化技法である。

　　22歳の患者が大学を中退したと報告した。患者は数週間講義やゼミに出席できておらず，それよりも家にいて大麻を吸うことを好んだ。患者が復帰した最初の回，チューターはどこに行っていたのかと尋ねた。患者はそれを攻撃と受け取っ

表9.6　明確化

- ◆ メンタライゼーションの失敗に由来する行動を整理整頓する
- ◆ 患者の見方から重要な「事実」を確認する
- ◆ 出来事を再構成する
- ◆ 行動を明示的にする――行為や関連する感情についてさらに詳しく
- ◆ この時点では行動のメンタライジングを避ける
- ◆ 行為を遡って感情に至る
- ◆ こころの読み取り失敗の指標を探る

て「あんたの授業なんかクソくらえだ」といって，出て行った。患者はその後戻ることはなかった。治療者は患者に，大学の授業に出席するのを止めた時点まで戻ってみるよう求め，欠席の引き金となった出来事を辿っていった。先行する出来事をみつけ，大学に最後に顔を出したときまでの道のりを辿ることにかなりの時間を費やして，治療者は患者がチューターに怒鳴りつけて出て行ったときの明らかなメンタライゼーションの失敗に光を当てた。録音テープの書き起こしをみると，治療者は「何が起こったのか教えてください」「そんなに急がないで。そこをもう少しゆっくり，そのときあなたのこころに何があったのかをお話ししてください」「はっきりいうと，チューターがあなたを批判して，欠席についてあざ笑っていると感じたのですね」「振り返ってみて，彼がいったことには他にどんな意味があったと考えられますか」「彼があなたを好きでないと感じたことが他にもありましたか」といった発言を沢山している。これらは全てメンタライゼーションの失敗につながる道すじを明確化する一方で，メンタライゼーションの失敗をそのとき患者のこころの中で起こっていたことと結びつける試みでもある。これにより明らかになったのは，患者がチューターのこころについて，実際には関心を示し寂しさを表していたという代わりの理解もあったのに，批判していると理解したということである。チューターの質問の背景にある動機についての患者の経験を患者の行為に結びつけるという試みの中で，治療者はチューターが言わなければならなかったであろうことや，チューターがおそらく考えていたであろうことを患者に尋ね，違う感情をもったか尋ね，急いで行動しないように求めた。

感情の精緻化のために必要となるのは，治療者が患者の感情状態を共感的に探索すること（表9.7参照）であり，顕在的な感情によってその課題から逸れないようにすることである。

表9.7 感情の精緻化

◆非メンタライジングなやり取りの間に，治療者はできる限り感情状態を引き出そうとする
◆治療者は複雑な心境を認識する――最初のものではなく他の感情を精査する。とりわけ最初の情動が他者の同情を喚起しそうになかったり，拒否につながったりするような場合（例えば，欲求不満や怒り）
◆その状況においてそのように感じるというのはどういうことなのであろうと反映する(リフレクト)
◆他者が異なる感じ方をしても平気でいられるためには何が必要であるのかを，人から学ぼうとする
◆他者に自分のことを考えて欲しい，異なる感じ方をして欲しいと思うのはどういうことなのであろうか

多くの患者はセッションの間に感情を表出し，特定の環境下でどう感じたのかについて話をするであろうが，MBTでは患者の感情状態に特に焦点づけるため，これが促進される。しかし治療者がこころに留めておくべきことがある。MBTで主に焦点づける感情とは，患者と治療者の間で顕在化したセッション中のある瞬間における支配的な感情，つまり，「あのとき，あそこで」ではなく，「いま，ここで」の感情である（116ページ参照）。

非メンタライジングなやり取りの間に感情を引き出すことが重要である。強い感情はメンタライジングを妨げる。患者が感情について混乱すればするほど，精神的な焦燥は強まり，患者のリフレクティブな能力をすぐに圧倒してしまう。身体的焦燥や行為，パニック，防衛操作が結果として起こる。感情を同定し文脈の中に組み込むことは患者の混乱を減らす助けとなり，自傷やその他の行為によって感情を処理しなくてはいけなくなる可能性を低めることになる。

多くの患者は他者の同情を引き出しそうにない情動を示す。もし明らかに表出された情動が，他の誰かのケアや関心を呼び起こしそうな感情を覆い隠していそうに思えるのなら，そのような感情表現は治療の焦点とするのがよい。このプロセスのよくある例は，近しさや親密さのようなより問題をはらむ感情を覆い隠すために，怒りや敵意が用いられる場合である。ここで治療者は慎重に逆転移感情を用いるべきである。それは患者の根底にある状態に関する最初の指標かもしれない。

立ち止まり──挑戦と切断

治療者は1つの主要な目的のために立ち止まりを用いる（表9.8参照）。その目的とは治療者か患者のどちらかがメンタライジングに失敗したときに，それを回復させることである。これ自体は挑戦ではなく，メンタライジングが劇的に変転する際の治療者の機略といえる。治療者はセッション中の対話を止め，

表9.8　立ち止まり
- ◆探索に留まり，逸れていくことを拒む
- ◆断固たる決意
- ◆欺瞞を偽りのない真実に変換する
- ◆行為に付随する感情を同定する
- ◆「いま，ここで」の側面を挑戦の中に必ず含める

メンタライジングを回復させるために破綻の瞬間に焦点を当てる。もしこれが治療者自身のメンタライジングの失敗であるなら，例えば集団で混乱したなら，技法は自らのプロセスを再建するために用いられる。探索をより焦点化する際に，立ち止まりは一息いれるスペースであると共に極度に重要な瞬間である。

立ち止まりは一般に挑戦と組み合わせられる。それがもっとも効果を発揮するのは，それが患者を大いに驚かせるものであったり，思いがけないものであったり，厄介なメンタライジングに別の見方で直面化したり，機略により患者の精神過程を「切断」して途中で停止させたりするときである。

治療者は停止を要求し，セッションのある局面についての内省と反映(リフレクション)を促す。その局面とは，混乱していたり，当惑していたりする局面であり，あるいは患者が大規模な思い込みをして，それらに基づき判断していることが示されているような局面である。挑戦は常に根底にある感情状態の探索とともに行い，会話の論理性の認知的な分析ではない。それは患者の見方について疑問を示さずには先に進めない要所である。その見方は自分の経験や自分の姿勢を正当化するために用いられているが，最終的には議論より行為を引き起こすようなものである。

訴えの多い患者

ある男性患者はセッションの間中ずっと，誰も自分の問題を理解していないと訴えていた。患者は治療の不適切さについて多数の投書をしていた。治療を受けた精神保健専門家たちは幼少期のネグレクトの報告を決して信じず，問題を真剣に受け取らなかったと患者は感じていた。患者はある程度機能できており，有給で雇用されていたので，専門家たちは患者に，問題ないのでこれ以上の支援は必要ないと伝えてきた。このことについて語るとき，患者は治療者が理解しておらず，治療者との治療は役に立たないであろう，といつも指摘していた。

治療者：私が理解できないのなら，あなたがここに来るのは難しくなりますね。特にこのことの意味が，私があなたの問題を真剣に受け止めそうもないということなのであれば（テーマを治療者―患者関係やそれに付随する不安に結びつける基本的メンタライジングの介入）。

患者（挑戦的な調子）：あなたは私が経験してきたことを経験していないのだから，理解できっこないですよね。あなたは子どもの頃に虐待されてないでしょう？
私は，全員が同じ経験をしてきた自助グループに行くしかないと思っています。少なくとも彼らは私がどう感じているかわかるでしょう。

治療者：どうしてわかるんですか（挑戦的な調子）？

患者：どうしてわかるんですか，とは？
治療者：私が子どものときに情緒的ネグレクトを受けていないということですよ。
患者：だってあなたは受けてないでしょう。
治療者：どうしてそういえるんですか？
（沈黙）
治療者：全ての精神保健専門家は，あなたは大丈夫だから援助は必要ないと思い込むべきでない，とあなたはとても強く感じておいでです。しかしご自分のことになると，私について思い込みをしようが，その思い込みに基づいて私に振舞おうが問題ない，ということになっているようですね。私もあなたを理解できない他の誰かとまさに同じように，ネグレクトを経験していないとあなたが思い込むがゆえに拒否されかねない人なのです。
患者：それは違いますよ。
治療者：どう違うんですか？
患者：違うんですよ。
治療者：違うんですか？　他人があなたの困難について思い込みをしていて，それに基づき振舞っているからといって，病院の担当部署に正式な苦情を出すだなんて，どうしてそんなことができるんですか。あなたは私にも同じことをしているようにしかみえませんよ。

　読者は治療者がこのセッションで少しばかり挑戦的すぎると感じるかもしれないが，治療者が強く感じていたのは，これが患者の困難の中核要素であるということだった。患者はこれまで，根底にある感情が問題をはらむものだとわかるや否や，内省や反映(リフレクション)もなく他者に拒否的になり，瞬間的にメンタライズする能力を失い，結果として感情を取り扱うことなく，誰も自分を理解しないとの恨みを抱えて，治療関係から去っていた。セッションではこの領域に焦点を当て続けた。立ち止まりは患者の側の内省と反映(リフレクション)を多少回復させ，治療者に対するほとんど前意識的な思い込みはいまや意識的となり，感情を刺激する何かについて話し合うための「テーブル」につくことができるようになった。その感情は，治療から去るよう容赦なく駆り立て，以前の治療者との相互作用を繰り返させ，さらなる不満の投書を書かせうるものであった。治療者は，決して理解されないという患者の恐怖を同定する方向へ進んでいった。そして，自分自身のニーズや渇望を持ち，支えや情緒的ケアを求めており，助けを必要としている人として理解されたいという自分の願望を治療者は決して理解できないであろうという患者の現在の気持ちを同定していった。

立ち止まりは長い期間にわたって慎重に用いた場合にのみ効果がある。過剰な立ち止まりはセッションの流れを断つことになるし，あまりにも頻繁に挑戦するのは非生産的である。治療者は甚だしい思い込みがなされたり，疑似メンタライジングがなされて治療過程に深刻な歪みが生じそうであったり，患者によるさらなる行動化が生じそうであったりする場合について，自分で判断しなければならない。挑戦は不愉快なやり方や怒りを伴って行うべきでないが，治療者は探索にとどまり，逸れていくことを拒むことが求められる。つまり「辛抱してください。私たちは何が起こっているのか理解しようとし続けることが必要だと思います」というような姿勢である。治療者は，「あなたがいま何をなさっているのかというこの話し合いから話題を移して欲しいと思うあなたの気持ちもわかりますが，私はそうすることがよいとは思わないのです。というのも……」というように問題を吟味しようという断固たる決意を維持する。

立ち止まりは治療の整合性に対する脅かしを減じるために必要となるかもしれない。例えば，患者の機能の反社会的側面が優勢になったり，危険で違法な行為の正当化が他を圧して前景に出てきたり，治療者が患者の語りの信憑性についておぼつかなくなったりするときである。

着飾った患者

詐欺事件で保護観察中の26歳男性患者が，明らかにこれまでと違った外見でセッションにやってきた。いつもの少々「だらしない格好」ではなく，デザイナージーンズにおしゃれな靴を身につけてきた。

患者：どうですか，この格好。

治療者：見違えましたね，実際。何か変わったことがあったんですか。

患者：何か新しいものを買おうと思って。身なりをよくすることにしたんですよ。祖母がお小遣いをくれたんです（慌てたように述べた）。

治療者：優しいおばあちゃんですね。それで洋服にお金を使うことにしたんですね。よいと思いますよ。でも，何があって少しばかり自分を変えてみようと思うようになったのか，私や他の人に清潔で着飾った自分をみせたいと思うようになったのか，考えてみることはできますか。

患者：先生たちのほとんどは俺のことを悪い奴だと思っているんでしょうけど，俺はそこまで悪い奴でもないんですよ。

セッションはこの調子で続いていったが，徐々に治療者は2つの考えに囚われるようになった。まず一つ目は，患者が服を盗んだかもしれず，祖母からお金をもらったという説明は疑わしいということ。二つ目は，患者は彼女に自分をよくみせる

ためにそうしたのではないか，ということであった．結局，彼女は頭を占めている考えをできるだけ慎重にセッションに持ち込んだ．

治療者：あなたが仰った，ほとんどの人があなたを悪い奴としかみていないというところまで戻りましょう．あなたにとって1つ頭痛の種になっていることがあって，それは，あなたが詐欺で刑務所にいたことがあるということを皆が知っているので，あなたが何をやっても皆はまたあなたが詐欺をやっていると思ってしまうのではないかと恐れているということです．私も少し，新しい服をお祖母さんからではなくて，そのようにして手に入れたのではないかと思ってしまいました．

患者：先生も？

治療者：これまでにあったかもしれないようなことがまさに私にも起こりました．とりわけあなたがここに来るためによくみられたいと思うのであれば．

患者：すると先生も俺のことを本当には信じていないということなんですか．俺が盗んできたと思うんですね．

治療者：あなたがその服をどうやって手に入れたのかはわかりませんけども，治療が始まってからあなたがお祖母さんのことを話したことはほとんどなかったので，私にはお祖母さんが「突然現れた」ように思えるのです．お祖母さんのことをもう少し話してくれませんか．何があってお祖母さんはあなたにお小遣いをくれたのでしょう．

患者：先生はとにかく俺を信じてないんですね．

治療者：私たちは事実に向き合わなければならないと思うのです．あなたはクレジットカード詐欺をし，それで刑務所に入っていたことがあります．だからもしあなたが突然高価なものを持って現れたら，人々が疑いを持つであろう，という事実にです．それが少なくともしばらくの間あなたが背負って生きていかなければならないことですから．でもまず，あなたが私にどう思ってほしいと望んでいらっしゃるのかから考えてみましょう．特にこれまでお祖母さんについて話したことがなかったのですから．私にとって，お祖母さんは架空の人物なんです．

このヴィネットにおいて，治療者は自分のこころの状態に関する正直さと，このことが治療内での彼女の反応にどう影響を与えるかについての内省と反映（リフレクション）とを両立させようとしている．彼女は遠慮なく自分の仮説を表現しつつも，一方では，立ち止まることによって，患者のこころの中にあるものや他者のこころの中に生じているかもしれないと理解しているものについて患者にさらなる探索を始めさせようとしている．実際このケースにおいては，患者の祖母はイングランド北部からやってきて，彼が身なりのために使った小遣いを渡してい

た。さらなる吟味の中心領域は，患者の不正直さではなく，治療者への愛着と，彼女に自分を魅力的にみせたいという願望であることがわかったのである。

　患者がみえすいて不正直である場合や，明らかな欺瞞を取り繕っている場合もある。こうした場合には治療そのものが脅かされている。まずはあからさまな欺瞞を，はっきり述べられる正直さへと変換することが重要である。これがなされない限り，治療の継続は不可能である。

　メンタライゼーションの観点からすると，欺瞞は興味深い。効果的にだますためには，人は他者のこころを理解し，相手が信じそうなものと信じそうにないもの，そして置かれている状況を予測する能力を持っていなければならないからである。この点で，反社会的な患者は高度に同調的なメンタライジング能力を持っているかもしれないが，私たちの経験ではこのみかけ上の能力は実際には高度に制限されたものであり，複雑な対人状況に一般化できることはめったにない。反社会的な患者はある特定の精神状態をメンタライズすることはできる。例えば，搾取的な患者は容易に依存的な境界例患者の主観的状態を理解し，相手のニーズに波長を合わせることができる。始めは誤った信頼や見当違いの愛情を刺激しつつ，相手の根底にある感情を理解することで，自分の目的のために相手を搾取するのである。不平等な関係が後に続き，境界例患者がより複雑な精神状態や感情を表現するところまで悪化していくが，反社会的な患者はそれらを理解することができないので，理解できる関係に相手を押し戻すために暴力や高圧的な行為で反応することしかできなくなる。こうした関係性は依存的な境界例患者にとって危険なものであり，もしその関係性が集団療法を通して出会った2人の患者同士によるものであれば，治療の妨げになる。治療にとってより悪いのが，精神病質の患者である。彼らは，魅力的で効果的に「こころを読む」能力を有するが，これを誤用して，深刻なまでに搾取的――サディスティックですらある――な行動をとる。根底にあるこころの状態が暴力を導きうることについて他で議論したことがある（Fonagy, 2004）けれども，その他の治療と同様に，私たちはこの問題に対する回答を持たない。

境界侵犯

　2人かそれ以上の患者間の親密な関係性は治療者や他の患者にとって深刻な困難を創り出す。全ての状況に適合する唯一の正しい反応というものは存在しないものの，これは「立ち止まり」の状況である。もし治療内でそうした出来事の探索がなされるなら，それらをオープンに報告することを奨励しておく必

要がある。さもないと，それらが生じても秘密裏に進行していく可能性が高く，集団療法の力動をさらに歪めることになる。集団内の秘密のカップルは異物のようなもので，もし暴露も解毒もされることなく長期間放っておくと，原因不明で目にみえないけれど非常に危険な感染性を示すようになる。カップルを特定することで，グループは反応し，自分の反応を考え，それが自分や集団にもたらす影響を取り扱うことができるようになる。よって2人の参加者の関係に対する私たちの最初の反応は，彼らの関係がどう発展してきたのか，治療への取り組みにどう影響しているのか，それが相手にもたらす影響をどう理解しているのかについてオープンに話し合うよう求めることである。メンタライジングの観点からみると，問題は，ペアが形成されることで集団全体のメンタライジングが硬直化し，慢性的な疑似メンタライジングが引き起こされるかもしれないということである。つまり「彼らはお互いに出会えてよかったんだと思う。それについて心配する必要はないよ」といったものや，より目的論的な思考で「彼らにとってはめでたいことじゃないか。少なくともグループから本当によいものをお土産として得たってことなんだから」といったものである。こうした環境下では，治療者はグループの他のメンバーを募り，グループを「無責任な対話」からメンタライジングな話し合いに移行させねばならなくなる。

　一度全ての手段を探索しても，なお関係が続いていることが明らかになる場合は，行き詰まりに関する立ち止まりがなされるのがよい（表9.9参照）。

　治療の境界は，患者の境界に対する姿勢について理解していきながらそれに沿って，何度も繰り返し説明される。例えば「お2人の関係はあなたの助けになるとあなたは感じていて，そのことであなたが以前より幸せになったと感じておられるのはわかります。私たちが心配しているのは，あなたたち2人の特別な関係があなたがいま受けていらっしゃる治療の妨げになるだけでなく，あなたたちの特別な関係から排除されているグループの他の患者の治療をも歪めてしまうことなのです。そうだからといってあなたの決断にはほとんど影響を与えないとお考えであることを私は理解していますが，私たちの経験では，物事がみんなにとって悪いほうへ向かっていくので，あなたたち2人を退所とせざるを得なくなるであろうと思います。ただし，その関係が終わっているか，半年先のことになりますがあなたたちお2人をそれぞれ別のグループに迎えることができると私たちが考えるときに治療を再申請したいと思われるのでしたら，治療に戻ることができます」というようにである。

基本的メンタライジング

　基本的メンタライジングの技法はたくさんあるが，私たちは「止めて，聴き，みる」と「止めて，巻き戻し，探索する」としてグループ化している。これらの備忘録的「キャッチフレーズ」は，セッション中にメンタライジングのプロセスを回復させようとする際の治療者の行為を呼び表している。進行中のプロセスをよりよく理解するためには，患者と治療者との双方のこころを一時停止したり巻き戻したりすることが必要になる。同様に，技法が会話の内容に適用されることもありえる。とりわけ患者が詳細をごまかしたり，根底にある感情について述べるのを避けていたりする場合に，治療者は，同じように患者の語りを「止めて，巻き戻し，探索する」よう患者に求めるかもしれない。どちらの方略の目的も，メンタライジングが喪失した際にこれを回復することである。そして治療全体の目標，すなわち情動ストレスに直面してもすぐには崩壊しないような，堅固で柔軟なメンタライジング能力を回復させ，形成していくことを推し進め続けることである。セッションが進むにつれ，ある1コマについて考えたり探索するために一時停止することや，プロセスを再び辿って行ったり内容を再吟味したりするために巻き戻すことがときに必要となる。

止めて，聴き，みる

　個人セッションや集団セッションが展開するにつれて，治療者は常に非メン

表9.9　立ち止まり——行き詰まりに対処する

- ◆境界を明確化する（治療が始まったときに合意された境界を復唱すべき）一方で，それに関する患者の姿勢への理解を示す——「あなたは単に参加し続けて，悪くなっていくのを私に見せることもできるでしょうが，私はこのままでは続けていくことができません。私たちはこれに取り組む必要があります」。
- ◆全ての手段が探索されたときに，行き詰まりを宣言する——「私の理解する限り，私たちは堂々巡りをしています。私が何か言っても，あなたは単につまらないこととして払いのけます。時折であれば私は受け容れるつもりですが，いつもというなら受け入れることはできません」。
- ◆行き詰まりを認識しているグループのメンバーを募って，「無責任な会話」からメンタライジングな話し合いへと移行する。
- ◆自身の姿勢を宣言する——「もしこのことを乗り越えられないなら，治療は失敗なので終わらせるべきであると言わなければならないでしょう」。
- ◆逆転移を観察し治療者による行動化が起こらないようにする。

タライジングな過程や相互作用に耳を傾けておく必要がある。他者が表出した感情に反応できないことや，拒絶的な態度，使い古された説明，会話の連続性の欠如といった貧弱なメンタライジングの指標は，治療者が止めて，聴き，みる必要があることを示唆する。そうするために治療者は集団セッションや個人セッションを一時停止状態にしておき，誰が誰について何を感じているか，また集団それぞれのメンバーが自分自身の見方から何が起きていると理解しているかを強調することで，何が起きているのかを詳しく調査する。一方では，治療者はこのように積極的に集団セッションや個人セッションの現在の状態を探索する必要がある（表9.11の一般的質問のリスト参照）。他方では注意深く反応を聴くことで，複雑な相互作用をつなぎ合わせ，他者と関わる自分について考えるそれぞれの人の能力に干渉する感情的プロセスをも理解しなければならない。ひとたび集団が「止めた」地点の辺りで機能したならば，集団は先へ進むことができるであろう。メンタライジングがひどく混乱しているときにのみ「止めて，巻き戻し，探索する」を用いる。

表9.10　止めて，聴き，みる

集団もしくは個人セッションにおける典型的に非メンタライジングな相互作用の間に
- ◆ 止めて，調べる
- ◆ 相互作用をゆっくりと展開させる――それをコントロールする
- ◆ 誰が何を感じているかを強調する
- ◆ それぞれの側面が様々な見方からどう理解されているかを同定する
- ◆ 反応性の「埋め草的言葉」に挑戦する
- ◆ メッセージがどのように感じられるか，どのように理解されているか，どんな反応を引き起こすか，同定する

表9.11　止めて，聴き，みる――質問

- ◆ それはXにとってどう感じられると思いますか
- ◆ 彼がどうしてそうしたのか説明できますか
- ◆ あなたが何を感じているかを彼女が本当に理解するのに役立ちそうな他の方法を，何か思い付きますか
- ◆ 彼女の苦しみや過量服薬をどう説明しますか
- ◆ もし他の誰かがその立場にいたら，その人にどうするよう言いますか。
- ◆ 募る――「ジェマは明らかに怒っています。誰かこのことで彼女の助けになれますか。このままでは彼女は無視されたと感じ始めるのではないかと思うのです」

止めて，巻き戻し，探索する

これまでとの違いは，治療者が集団セッションや個人セッションを止めて，建設的な相互作用が起こっていた時点までセッションを巻き戻すよう主張することである。治療者は集団をコントロールし，巻き戻し，立ち止まるとの断固たる決意を持って探索し，1コマ1コマ前に進んでいく。そうするためには多少困難であっても，治療者はグループの歩みを1歩ずつ遡っていき，患者が自分自身や他者について建設的に考えることができていた時点で停止することである。

止めて，巻き戻し，探索するは，治療者が，集団セッションや個人セッションがコントロールできなくなってきたと思うとき，そして急激な自己破壊の危機にあると思うときに直ちに実施すべきである。例えば，患者が部屋を出ていこうとしたり，不適切に攻撃的な会話に入り込んだりする場合である。

自殺をほのめかす患者

ある患者は，自分がいかに自殺したいかや，過量服薬を実行するための計画をグループで話した。グループは治療者の助けを得ながら，彼女の否定的で破壊的なこころの状態に先行して何があったのかを理解するため，彼女と一緒に懸命に作業した。その精神状態において彼女は，自分が生きていようが死んでいようが誰も気にしないし，生き甲斐になる人も物事もない，と感じていた。グループの他のメンバーからの多くの手を差し伸べようという試みもすげなくはねつけられ，グループの欲求不満が溜まっていっているのは明らかであった。治療者がこの状況をコントロールし，根底にある欲求不満を強調することができる迄，次のような相互作用が起きていた。

自殺したい患者に対応中の患者：もううんざりだよ。何をいっても無駄なんだろ。あんたの惨めさからみんなを解放してくれないか。もうやればいいと思うよ。
（集団に沈黙が訪れる。）
治療者：それを口にするのはどうかと思いますよ（止める）。現時点ではあなたは

表 9.12　止めて，巻き戻し，探索する

◆ 立ち戻って，そのときに何が起こったのかをみてみましょう。
◆ 当初あなたは何が起きているのか理解しているようでした。しかし次に……
◆ いかにしてそこに至ったのかを正確に辿ってみましょう。
◆ 待ってください。話題を変える前に，このことから何を理解できるか巻き戻してみてみましょう。

本気でそう思っていらっしゃるのでしょうが，この言葉は私たち全員がやがて残念に思うような何かから生じたように思います。なので戻ってみたほうがいいでしょう（巻き戻す）。私たちの内の1人が，誰かが生きようが死のうが構わないというところまで私たちがどうやって辿りついたのかをみていきましょう（探索する）。
患者：そう，彼女が過量服薬をすれば，全部オレが悪いんだろうよ。
治療者：いやいや（立つ）。彼女が過量服薬をしてもしなくても気にしないくらいにまであなたをイラつかせたような何かが起きたところをみに戻りましょう（止まる）。実際，いつものあなたらしくないと思うんです。なので，あなたが不満を感じ始めたところまで戻ってみることから始めてみましょう（巻き戻す）。あなたが最初にそのように感じたのはいつでしょう（探索する）。

「止める」を実施するとき，患者が内省し反映（リフレクト）するのを助けるために，治療者は手始めに説明的な探査を用いてもよい。私たちはこの開始発言を「制限つきラベリング」と呼ぶ。これは基本的メンタライジングと解釈的メンタライジングとの間の溝を橋渡しするものである。

制限つきラベリング（「～と思うのですが」発言）

制限つきラベリング，あるいは「～と思うのですが」発言は，ぼんやりしているように聴こえ，じれったいほど不確実に受け取られる（「私にわかる訳がないじゃないか。あなたが先生でしょうに」）が，適切に用いられれば，さらなる話し合いや発見に進むことがある。「知らない」というメンタライジングな姿勢は，治療者が「知っている」以上に頻繁に「疑問に思う」ことを示唆している。しかし重要なのは，もし治療者が「知っている」のであれば「疑問に思う」ことはないということである。私たちの経験では，「疑問に思う」ことが多すぎる治療者は，治療者の見方を患者と共有することができず，誤った相互作用を生み出す危険がある。たとえ明け透けには表出されておらず，患者が無意識に反応しているものであっても，治療者の根底にある主観的なこころの状態を患者は理解するので，患者と治療者があやふやでありながらも共に確信してもいるような「プリテンド」な相互作用を構成してしまう。

「～と思うのですが」発言は，患者が自分の感じていることを発見するということを保証する上で重要である（患者は自分が感じていることを教えられるべきではない——101ページ参照）。はっきり顕れた感情は制限なしでラベルできるかもしれないが，治療者の課題はこの感情に関連して次に生じる経験を

同定することである．制限つきのラベリングのために用いられる治療者のコメントの例を，表9.13に挙げている．

転移トレーサー

転移トレーサーとは，セッションの内容やプロセスを，患者―治療者関係つまり内的な動きへ，もしくは患者の外的生活つまり外的動きへ直接つなげるものであるが，転移のメンタライジングが有する深さや複雑さは持たない．転移トレーサーは解釈的メンタライジングの重要かつ不可欠な側面であり，転移メンタライジングへの道筋を示すものである．トレーサーの目的は，治療を対人相互作用におけるいま，ここでの局面へと動かすことにある．転移トレーサーは常に現在であり，過去を現在に結びつけることではなく，治療を現在から過去に移すことでもない．現在外界で起こっていることを治療の中での現在に結びつけること，あるいは逆にいうと，セッション内の現在の情動を患者の外的生活に移すことである．セッション内での情動の強さ次第で，内界から外界に向かう転移トレーサーは治療施設とつながること（「この部署についてあなたが感じていらっしゃるように……」）もあるし，治療そのもの（「このプログラムについてあなたがちょうど感じておられるように……」），面接（「……私が推測するに，メンタライジングがそれと同時に苦痛になりえるのです」），セッション（「ちょうど今日のように……」），そしてときには治療者当人（「おそらくあなたは私についても同じようにお感じなのでしょう」）とつながることもある．

一般原則として私たちが想定しているのは，施設の建物の通り道を用いる発言を，治療者当人につなげることは，対人的情動の強度の高まりを表すということである．治療者はどんなときであれ，自分が作るつながりの強度を選択する必要がある．これは治療者がセッション中の緊張や情動をどれだけ強めたいかによるであろう．セッションがより「熱い」ものであればあるほど推奨され

表9.13　制限つきラベリング（「～と思うのですが」発言）

- ◆ はっきり顕れた感情を探索するが，次に生じる経験を同定する――「あなたは彼らについて見るからに拒否的ですが，その後あなたはのけ者にされたと感じるのではないかと思うのですが」
- ◆ 「ルールに従うことを難しくしているような恨みつらみが何かおありのように思うのですが．なぜルールがあるのか一緒に考えてみませんか」
- ◆ 「自分の感情を他人にみせても大丈夫なのか確信が持てないのだと思うのですが」

第9章　メンタライジングへの焦点づけと基本的介入　147

るのは，すこしの間最低水準の強度につなげてみて，高水準に移る前に，より強い強度に患者が容易に耐えられるかどうかをテストすることである。いったん治療者への直接的なつながりが作られれば，解釈的メンタライジングの領域に入ったことになる。

転移トレーサーの典型的側面の要約は表9.14に提示されている。

巻き込まれる患者
　ある女性患者が他の女性との関係について長く語り，その関係がいつも数カ月後にはとげとげしくなり終わってしまうことを嘆いた。彼女は，その女性との関係がどんどん依存的になり，罠に嵌められて，逃げ出さざるをえないと感じるまでになること，その大抵は問題をパートナーのせいにすることで起こること，そういうパターンが繰り返されていることを感じていた。

患者：私は彼女に，私に関心をもっていないといったんです。彼女はそんなことないといいましたけど，関心をもっていないんです。もし関心を持ったとしても，それは私が先に関心を示したからその後追いなんです。彼女は決して関心をもたなかった。他の誰だって，私が動揺して怒っていても，関心を持ってくれなかった。

治療者：私が考えているのは，おそらくあなたは治療にとても巻き込まれていると感じるでしょうし，それにより罠に嵌められているとか，私たちがあなたのことで頭を悩ましてはいないとか感じるだろうということです。そうするとあなたは出て行きたくなるでしょう。もしそうなって，あなたが戻ってくる手伝いをするときには，私たちはあなたの後を追いかけて，連絡を取るべきだということを肝に銘じておこうと思います。

患者：ここでそれが起こるだなんて考えないでください。

表9.14　転移トレーサー――常に現在

- ◆発言をつなげて一般化する――「それは以前と同じように思えますね。それはおそらく……」「それではこのようなことが起こると，あなたは絶望を感じたり，自分は好かれていないと感じ始めるのですね」
- ◆パターンを同定する――「あなたは傷つきを感じるといつも人を叩いたり叫んだりしていて，トラブルに入り込むように思います。そのようなときあなたの中で何が起きているのか，私たちは考える必要がありそうです」
- ◆転移をほのめかす――「私の発言に傷ついているとお感じなら，それはここでも起きるかもしれないと私には思えます」
- ◆治療との関連性を示す――「それは私たちが一緒に取り組むことに影響するかもしれません」

治療者：起きないことを願いますけど，少なくとも，そうなったときに何をしたらいいか私たちは知っています。
患者：うーん。

耐性の低い患者
患者：人の考えていることがわからないのなら嫌なんです。黙ってやり過ごすか，本心を表に出さないようにして，彼らを避けるか無視するかします。他人が考えを共有しようとしないのなら，私もしません。危険ですから。
治療者：ではもし私の考えていることがあなたにわからなくなり，あなたが黙り込んで本心を表に出さないようになると，治療にも差し障りが出るでしょうね。
患者：もし他の人が考えていることがわからなくなれば，私は怒って，何も話そうとはしなくなるでしょう。
治療者：そのことについてもう少し教えてくれませんか。他の人の考えていることがわからないとあなたが感じるときには何が起きているのでしょうか。今日あなたがそう感じたときがありましたか。

解釈的メンタライジング

　あらゆる解釈は注意深く用いるべきである。解釈的介入の基本構造は，患者が話したことに対して代わりとなる見方を提示することである。解釈は通常，患者が述べた経験を幅広く精緻化した後に行う。精緻化は既に述べたように，患者との協働により記述を豊かにすることである。つまり何かについての怒りを感じていると患者が述べたとしたら，精緻化の作業はおそらくは不安や恥のような近接している情動を同定し，より複雑で詳細な経験の記述へとつなげることにある。例えば，最初の発言でマネージャーに対する憤怒の感情がでたら，批判されることに深く不安を感じたとか，脅かし傷つけてくるこの男性の顔の表情や身体の姿勢をどのように感じ取ったかについての明瞭に描写として精緻化される。患者の反応をメンタライズすることは精緻化の目的ではない。一方，解釈的メンタライジングで治療者に求められるのは，患者の反応をこころの状態に因果的につなげることである。いま述べた例でいうと，単純な解釈は，「ええと，おそらくあなたは批判されることを怖れ，それで怒って出ていったのです」というような簡潔な陳述で，患者の憤怒反応を批判への恐怖とつなげるかもしれない。その目的は患者と共に解釈を精緻化することであり，彼

らがその状況でどういう行為を取っているのかを，彼らと治療者の双方がその行為の意味を理解できるように精神状態の言葉を用いることで，共に視ることを試み，共に視ることへと誘うことである。

解釈的メンタライジングの段階とは，(1) 情動と経験の双方を明確化し精緻化すること，(2) メンタライゼーションの失敗を同定し，同じテーマでの積極的なメンタライゼーションを促すこと，(3) 代わりとなる見地あるいは見方を示すことである。例えば，患者が恋人との苦痛な言い争いについて報告したとする。そこでは患者が独占欲と嫉妬を大爆発させ，最終的に恋人の不実を責め立てた後，患者が叩かれていた。経験を明確化するなかで，患者が恋人の行動を理解できないことによって，彼に騙されてきたか，いかにすっかり信じ込んでいたかを患者から引き出すことができる。治療者はこれを心的等価や恋人をメンタライズすることの失敗の指標として認識する。一方で恋人が不誠実な人という可能性もあるが，これは結局可能性でしかない。患者の精神状態を精緻化するなかで，どのようにして恋人の遅刻が見捨てられ恐怖の引き金となり，続いて圧倒的な嫉妬や独占欲の感覚につながっていったかが明らかとなる。これが恋人に与える影響が患者には全く明らかになっていないこともはっきりする。

　　治療者は患者に「私にはジョンがどう感じたか知ることができませんが，仰るとおり，あなたはどうすれば『彼を問い詰める』のを止められるのかがわからなかっただけのように，私には思えました」と穏やかにいう。
　　患者：はい，ただ止めることができなかったのです。私を安心させるようなことを彼は何もいえませんでした。
　　治療者：状況を対処できるようなことを何もいえないとき，人はどう感じるでしょうか。
　　患者：寄る辺なさを覚えると思います。私と同じように。
　　治療者：感じるのはそれが全てでしょうか。
　　患者：いいえ，すごく欲求不満や怒りも感じると思います。
　　治療者：ジョンは欲求不満や怒りを感じていたと思いますか。
　　患者：そうだったに違いありません。私を叩いたのはそれです。
　　治療者：しかし私はあなたがそのときそのことに気づいていたとは思いません。あなたが彼にどんな影響を与えていたか，あなたはわかっておいでではなかったのでしょう。
　　患者：そうです。私はただ問い詰めつづけないといけないと感じていました。いく

らかでも安心しなきゃいけなかった。さもなければ気が狂っていました。
治療者：あなたは実際とても絶望していたように，私には思えます。いかがでしょうか。
患者：はい。全く絶望的でした。彼を失って，また1人ぼっちになってしまうと思いました。
治療者：私の推測なのですが，あなたがそのように絶望を感じるときは，自分が他人に与える影響について考えるのを止めるのでしょう。あなたは誰かがそこにいることを確認せずにはいられないのです。そして，どういうわけか，誰かを問い詰めているとあなたはその人がそこにいると感じ，それが安心なのでしょう。
患者：現実を感じるために何かを叩くというようなものね。あるいは自分を切るか，自分の頭を壁に打ちつけるか。
治療者：ですから，おそらくあなたは自分で仰ったように「止めることはない」でしょう。1人ぼっちに取り残されないようにするためです。たぶんそのようなわけで，あなたにとっては叩かれることさえ不思議なことに安心させてくれることだったのです。
患者：そうです。それは現実を感じさせてくれます。

　力動的な治療者であれば必然的に，置き換え，投影，投影同一化，否認などのような心理的防衛に関する疑問をもつであろう。MBTでは防衛を通常の精神活動の一部と考えており，防衛に対して特別な，あるいは特定の場所を技法や訓練のなかに与えていない。防衛は何らかの方法で不快を減じるために現実を歪める思考方法であり，少なくともこれはフロイトによる古典的な定式化である。MBTでは，防衛をメンタライズすることとは，人が何らかの形で生きることを自分にとって容易にするため，特定の経験を避けたり誇張したりする方法を単純に同定することである。単純な例を以下に示す。

　　患者は明らかに動揺してセッションにやってきて，治療者に「先生，今日はどうかしましたか」という。
治療者：なんでまた，私に何かあったとお思いなのでしょう。
患者：いえ，先生が何か悲しそうにみえるので。
治療者：私が特にそうしていたとは気づきませんでした。それにしてももう一度，私のどこがそんなに悲しそうにみえたのでしょう。
患者：わかりません。今日の私には誰もが悲しそうにみえます。
治療者：ところで，私も同じように，あなたがかなり悲しそうにみえると思っていました。あなたはまるで泣いているかのようです。

患者：それについては本当に話したくないんです。

　ここでの目的は，患者が防衛的になっていることに気づくことや，防衛的になっている理由を理解することではない。防衛の作動の仕方に関する治療者の理解を，患者が自分の主体性を充分に体験する道に乗せるために用いているのである。同様のアプローチが他の防衛についても適用される。

転移のメンタライジング

　精神分析と非精神分析の仲間の双方からよく質問されるのが，MBTは転移を用いることを勧めているのかどうかということである。標準的な回答は「その文言にあなたがどういう意味を含めているかによります」というものである。もしあなたの意味していることが，治療者―患者関係に関する話し合いが患者の幸福に寄与するであろうとの希望のもとでそこに焦点を当てるのか，ということなのであれば，その答えは大いにイエスである。もし転移の使用ということであなたが意味しているのが，治療設定内における現在の行動パターンを幼少期の関係パターンや治療設定外における現在の関係性と結びつけること，ということであるならば，その答えはほとんど同じくらい大いにノーである。私たちは治療内での関係パターンと，幼少期の関係パターンや治療外の現在の関係パターンとの類似性を指摘することはよく行う。しかし転移のメンタライジングの目的は，患者が行動パターンをコントロールするために用いることのできる説明（洞察）を患者に提供することではない。そうではなくて，より単純には，思考や熟考を必要とするもう1つの不可解な現象として，メンタライゼーションの回復を促進することを目指した，私たちの知ろうとする姿勢全般の一部をなすのである。

　それゆえ私たちが転移のメンタライジングについて語るとき，これは患者に現在の瞬間における関係性について考えるよう促すということの略語である。その目的は，患者の注意を他者のこころや治療者のこころに向けさせ，患者が自分自身をどう知覚しているかと，治療者や治療グループの参加者といった他者からどう知覚されているかを対比するという患者の課題を支援することである。転移を用いるにあたっての強調点は，同じ行動の断片が，異なるこころにはいかに異なって体験され，いかに異なって考えられているかということを示すということである。例えば，治療者が迫害的で要求がましく破壊的でひ

どく批判的であるという患者の経験は，別の多くの知覚のうちのひとつなのである。治療者の行動に関する患者の知覚は妥当かもしれないが，治療者がどう振る舞っているかを理解するための代わりとなる見方がある。もう一度いうが，目的は患者が治療者に対する知覚をある特有の方式で歪めているのはなぜかについて患者に洞察を与えることではなくて，対人状況が曖昧であるのに，なぜ患者が特有の見方を選び，それに固執するのかに関する好奇心を養うことである。私たちが望んでいるのは，患者がなぜ自分がそうしているのかを疑問視している間に，患者のメンタライズ能力の回復を助け，患者が自分の主観や他者の行動についての硬直的で，図式化された，心的等価目的論的な解釈法を諦めていくことである。このように，私たちはその人が「転移」の特定のタイプを顕わにしていく動機づけに注目はするものの，そのような探索を行う理由は常に，考える姿勢を促していくことなのである。

　おそらくMBTが転移をいかに用いるかを説明する最良の方法は，MBTの転移解釈の6段階のあらましをみることであろう（表9.15参照）。最初の段階は，転移感情の妥当化である。転移に対する古典的アプローチの危険性とは，患者の経験の妥当性を黙示的に否定しかねないということである。治療者を迫害的と感じていて，心的等価モードで機能している人にとって，自分の経験を歪みの一環であるという「解釈で遠ざけられる」ことは何の手助けにもならない。これは例えば，患者が治療体験を被害者―加害者という2者関係の類型に押し込めている，と治療者が主張することにも含まれる。それゆえ，転移解釈の第1段階は，なぜ患者が治療者をある特有の方式で経験するのか，通常は治

表9.15　MBTの転移解釈の諸段階

- ◆転移感情の妥当化
  - ・感情は狂ったものではなく，現実的で正当である
- ◆転移の探索
  - ・上述した探索や精緻化の技法を用いる
- ◆（もしあれば）エナクトメントの受容
  - ・転移に巻き込まれるのは普通のことであり，それを認め，それに注意を向ける
- ◆解釈に至る協働作業
  - ・知ろうとする姿勢を用いて患者を探求に誘う
- ◆治療者からの代わりとなる見方
- ◆次の解釈で患者の反応をフォロー
- ◆目的地より旅が大事

療者の行為の中に相応の理由が見出されるに違いないという意味で，患者の感情が現実的で正当であると感じられるように保証することである．

> 患者：先生は私に関心をもっていません．先生にとって私はただの仕事で，仕事ですら私は退屈で面白くないのです．
> 治療者：私が何をしたのか私にはよくわからないのです．しかしこの数分かそれより前に，私が何かをしたのでしょう．それであなたはそう確信しているのです．私が何をしたのか，何か思い浮かびますか．
> 患者：先生があくびをこらえているのをみましたし，その前に先生は時計をみてました．
> 治療者：そうですね．あくびをこらえていたのは気づきませんでしたが，時計をみていたのは思いだしました．おそらくその瞬間の感じ方では，時計をみたことについて，私があなたをお荷物に感じているという以外の説明がありえないということなのでしょう．

　第2段階は，転移の探索である．他の対人的経験と同様，転移は境界例患者との精神療法において徹底的な探索を必要とする．これまで議論してきた精緻化と探索の技法が転移感情にも適用される．治療者が経験についての最初の報告を，それがどんなに強烈なものであっても，額面通りに受け取るのは賢明でない．重要なのは報告された転移感情の複雑さを探索することである．例えば，もし患者が怒りや欲求不満の感情を報告するのであれば，これに伴う別の感情は何であろうか．それは治療者への失望であろうか，役に立たなさそうな誰かに引っ掛かっているという屈辱感であろうか，あるいは治療者の不充分さを示したことへの喜びさえあるのであろうか．同様に患者の見方からの事実を明確化する必要がある．転移感情を生じさせた出来事を同定する必要がある．思考や感情が結びついている行動は，ときに苦痛をもたらすほどの詳しさで明示されるべきである．治療者はこの時点では行動をメンタライズしないように，すなわち行動を説明したり主観的経験と結びつけたりしないように心得ておく．うっかりそうすると，患者の経験の妥当性を否定する効果をうむ．行動の背景にあると推測される理由よりも，治療者や患者がしたことの情動的な影響を探索するという意味で，行為を辿って感情に至ることがより重要である．この文脈での最も重要な目標は，メンタライジングの欠如やメンタライジングの可能性の欠如がいかに患者の転移体験の一部となっているかを同定することである．

　第3段階はエナクトメントを受容することである．転移における患者の経験

のほとんどは，例え極めて部分的な結びつきであったとしても，現実に基づいている可能性の高いものである。多くの場合このことが意味しているのは，治療者が転移に巻き込まれ，ある点で患者の治療者に対する知覚と一致した振る舞いをしているということである。これを患者の「操作性」のせいにすることは簡単であるが，これは全く役に立たない。反対に，治療者は転移の部分的なエナクトメントを，説明不可能な自然発生的行為として，その行動主体であることを受け入れ，明示的に承認すべきである。このような行為に注意を向けることは以下の点で非常に重要である。すなわち，人は自然発生的な行為の行動主体であることを受け入れられるということ，およびそうした行為は治療者が伝えようとしている全般的態度の妥当性を否定するものではないということの手本を患者に示すのである。行為だけが意味をもつと感じる患者の目的論的姿勢を克服するために，こうすることは欠かせない。

上述したやり取りの中で，治療者は時計を見たことは認めたが，あくびをこらえたことは認めなかった。おそらくこの状況に対応するより効果的な方法は，治療者が次のように返答することである。

> あくびをしたことには気づきませんでしたが，気づかないうちにそうしていたかもしれないことは容易に想像できます。あなたが動揺した理由がわかった気がします。同じ状況なら，私も同じように動揺したことでしょう。あなたを動揺させて申し訳ありません。しかし，私が退屈しているというあなたの結論は，可能性のひとつに過ぎないのではないでしょうか。あなたはどう思われますか。

第4段階は解釈に至る協働作業である。転移解釈には解釈的メンタライジングの他のあらゆる形式と同様に，共同作業という精神のなかで至らなければならない。私たちが訓練で用いるメタファーは，治療者は患者と対面ではなく隣同士で座っているところを想像しよう，というものである。彼らは隣同士に座って患者の思考や感情をみる。そこでは双方が探究的な姿勢を取ることができる。こうして患者の怒りや欲求不満，その周辺にある屈辱感などが共同探求の標的となるのである。

> あなたは，私があくびをしていると思った瞬間に，私があなたに退屈していると思い込みました。私がこんなにも素早く興味を失いうると，あなたが早々に思い込んだのがどうしてなのか，私には疑問なのです。私たちが最近どれほど一緒に作業してきたかを考えると，驚きです。

治療者は患者がこの過程に取り組むことを期待するが、もちろん患者が既に主張したことを繰り返すに留まることがしばしばある。しかしながらこの反応は次の探求の主題となり得るものである。

　患者：もちろん先生は退屈していました。明らかですよ。
　治療者：私が困惑しているのは、それがあなたにどれほど明らかか、ということだけではありません。代わりとなる説明へと目を向けることが私たちにとっていかに難しいかということにも困惑しています。あなたの考えていることが真実であるとしても、他の可能性を考えることがこれほど難しくなっているのは、どうしてなのでしょう。

第5段階は、治療者が代わりとなる見方を提示することである。ほとんどの治療者は、彼らの転移反応について代わりとなる見方を考えてみるよう患者を導く。主要な目的は、患者の転移体験についてのメンタライゼーションである。ここで検討している例では、患者がなぜこのような怒りでもって反応しているのかを見出すことは全く重要ではない。怒りが指し示しているメンタライゼーションの失敗こそ、治療者の仕事の焦点となるべきところである。

　治療者：私なら、話している最中に話し相手が時計をみたら、どこか他の所にいきたいのかなあと感じるかしれません。あなたが感じていたことの中にありましたか。
　患者：私にウンザリしているんですよ。いつも感じているんです。先生は私といたくなくて、他のところに行きたいんだろうなぁって。
　治療者：なるほど。それで私が時計をみるのを目にして、あなたとここにいるより他の何かをしたがっているのだと、考えたわけですね。
　患者：先生を失ってしまったと思ったんです。先生が行ってしまって、私を見捨てたんだと感じました。
　治療者：あなたがなぜそこまで怒ったのか、いまわかりました。私たちが以前に理解してきたように、見捨てられたという感じが始まると、あなたはとても辛いんでしたね。何とかしなければいけないと感じるのですね。
　患者：私は時々激しく攻撃することがあって、今回は先生に食って掛かりました。でもほとんどは自分で自分を攻撃する結果になるだけなんです。結局、苦しくなるのは私なんです。
　治療者：あなたが人に怒ると、ときどき人はもっとひきこもってしまうんじゃないかと私は思います。

患者：そう思いますけど，どうしようもないんです。捨てられてしまったという感情が強すぎるんです。いつか先生も私の前からいなくなるんじゃないかということが怖いんです。

　第6段階は，患者の反応を観察し，解釈に対する患者の反応について解釈してみることである。洞察は介入の目的ではないので，治療者による転移解釈がプロセスの終点ではないのである。実際，治療者が患者の反応をいかに理解しているのかについて単に主張するだけでは，メンタライゼーションをさらに活性化させることにはつながらず，むしろメンタライジングを終わらせてしまうであろう。転移のメンタライジングの最終段階として，治療者はこのようにして介入に対する患者の反応を探索する。これまでの例でいうと，治療者はこういうかもしれない。

　　私がいつかあなたから去っていくであろうというあなたの確信には，こうした強い感情が伴っていますが，そのことを話し合うことができると，おそらくあなたは楽になったと感じているように私には思えます。

　この段階で治療者は再び転移のメンタライジングの過程の第1段階におり，治療者がいつの日かすっかり患者を見捨てるであろうという患者の確信を妥当化することから始める必要がある。その際には，それが狂っているわけではなく，現実的で正当な感情であることを示す。その感情は患者が抱く別の思考や感情に根差しており，いまだ明示的にされておらず，メンタライズされる必要がある。
　ここまで，転移解釈に対する私たちのアプローチで，引き出していく必要があるのは特定の内容ではない，ということを描き出してきたと思う。こころの働き方を明らかにする過程に携わることこそが関心事なのである。介入のなかで役に立つ部分とは，患者と共に発見の旅を続けることであると私たちは信じている。患者と治療者がもつべき共通の目標とは，ある特定の目的地に到達することではなく，旅を続けることなのである。

第10章 メンタライジングと集団療法

　集団療法は自己と他者の精神状態に焦点づける力強い文脈となる。それは高度に複雑な情緒的相互作用を刺激し，全ての患者にとって自己の動機を内省しながら，他者の動機の主観的理解を探索するのに役立つ。必然的にこのプログラムの特徴は境界例患者にとって，治療上もっとも困難な局面のひとつとなる。境界例患者は個人療法のようにたった2人に焦点づけることはできても，さらに6〜8人のこころを観察し，反応する課題に取り組むことになる。ここに集団療法の危険がある。集団での相互作用のためには高水準の複雑さや洗練さを備えたメンタライジングが必要になるが，そのことが何を意味するのかといえば，愛着システムが過剰に刺激され，硬直した図式的な他者表象が急速に動員されるために，ここぞとばかりにコントロール不全が生じるということである。このように，集団療法は精神的ひきこもりや，メンタライジングの崩壊，言語化より行動化を医原的に強く刺激しうる。これはまさに目的の真逆である。まずなにより，治療者は医原性の影響を最小限にとどめるように心掛けたい。

　私たちのプログラムには，主に2種類のグループがある。明示的メンタライジングの練習をする明示的メンタライジンググループと，黙示的メンタライジングの過程を用いる黙示的メンタライジンググループである。2種類のグループの焦点や目的を理解するためには，明示的メンタライジングと黙示的メンタライジングの違いを，たとえ両者が本質的につながっており一方が欠ければどちらも存在できないとしても，理解することが重要である。さらに事態を複雑にするのは，明示的メンタライジングの技法がたびたび黙示的メンタライジングのグループで使われ，明示的メンタライジングのグループは部分的に黙示的メンタライジングを使わざるを得ないことである。治療の行程において，明示的メンタライジングの活動はより黙示的になる一方で，黙示的メンタライジングの過程は最初やや乏しいが，ためらいがなくなり，歪みがなくなり，次第に自動的になっていく。

明示的メンタライジング

　私たちはほとんどの時間，明示的にメンタライズしている。私たちは自分や他者，とりわけ伴侶や親友，同僚の情動状態や思考について，継続的に考えており，話し合っている。臨床家として，私たちは日常的に自分の患者の信念や欲望，願望，感情，動機について話しており，ほとんどの場合，自分の患者に一緒にそうしてみるよう促す。私たちが他者と話すときには，いまここで（その瞬間に誰かが経験したことの同定）に焦点づける傾向があるが，異なる時間枠のなかで自らや他者をメンタライズしてもいる。私たちは自分や他者に，以前同じようなことを体験していなかったかと問いかける（「この感情はよく知っているし，なじみがある」）。そして，その時点での自分の精神状態について考える（「なぜ私はあのときこう感じたのであろう」）。私たちは未来の精神状態も予想する。もし私たちが何かをすればどう感じるであろうか，もし私たちが何かを言えば他の人はどう感じるであろうか，と考える。望むらくは，私たちは後知恵を用いることで，先見の明を手にし，やがて類似の状況により効果的な方法で対応できるようになるため，異なる時間帯を絶え間なく動いている。

　時間枠を動くというところからして，私たちはより狭い枠の中でもメンタライズできるということになる。内省と反映（リフレクション）の範囲を目前の瞬間に絞り，最近の精神状態や出来事のみを含めることもできる。かわりに，遠い過去の歴史に立ちかえり，育ち方や両親との関係に思いめぐらせ，これを現在の経験を説明するのに用いることもできる。私たちはナラティブ，つまり精神状態についての物語を作る。そして最終的に，あらゆる精神状態を理解するための最も幅広い文脈は，完全なる自伝である。

明示的メンタライジンググループ

　明示的メンタライジンググループは一時間半で週一回の頻度，10〜14週以上続けるスローオープン（原則は定員制であるが，空きがあれば新しい参加者を随時受け入れるシステム）の大人数グループである。私たちはこれをデイホスピタルプログラムの中でのみ実施しており，研究に基づく集中的外来プログラムには含めていない。それにもかかわらず，これはメンタライジングの導入やメンタライゼーションに基づく治療の前段階にあたって有用と思われる。しかしこれはまだ調査しなければならない。心理教育の技法によく熟達した読者にとっては，明示的メンタライジンググループの基本的側面に関する困難はな

いであろう。しかし非常に大事なのは，何を知る必要があり，問題にどう対処するかを患者に教えるというという意味で対話を「教育的(エデュケーショナル)」にはしないということであり，むしろ患者にメンタライジングのプロセス全体や，患者の困難とのその関係，情緒的やり取りをこなすうえでそれが成否の鍵を握っていることについて考えるよう刺激するという点で習得指導的(インストラクティブ)にするということである。これがこのグループの第一の目的である。

明示的メンタライジンググループの指針となる諸原則がいくつかある（表10.1参照）。

導入セッション
方　法
グループリーダーはいくつかの領域をまたいでメンタライジングの概念を紹介することから始める（表10.2参照）。
話し合い
参加者は誰かがメンタライズ能力を失ったと思う状況のことを考えるよう求められる（自分が能力を失った状況を説明するよう求められるよりもこのほう

表10.1　明示的メンタライジンググループ
- ◆ 練習は情動的に「距離のある」ところからより親密であるところまで順番に進行するように配列される
- ◆ グループが凝集性のあるときに個人的経験を用いた練習を導入する
- ◆ 以下が焦点となるような練習を展開する
  - 自分か他者か
  - 自分についての他者の知覚と経験
  - 他者についての自分の知覚
- ◆ 練習は数週間続ける

表10.2　明示的メンタライジンググループのための心理教育
- ◆ 単純で日常的な言葉での定義
- ◆ 明示的および黙示的なメンタライジングについての話し合い
- ◆ メンタライジングと知性化，合理化およびその他の認知的プロセスとの違い
- ◆ 情動状態のメンタライジングへの影響
- ◆ 能力の低下——例えば会議でカッとなる——を正常化することについて個人的経験からの実例付きの紹介
- ◆ 例えば夫婦げんかといった日常の親密な関係からの実例の提示

がしばしば簡単であることに注意）。そしてその人物がどう能力を回復したかを尋ねる。かならずそれぞれの物語にコメントするようグループに求めること。グループが凝集性を持ち始め，より親密になっても安全であるとあなたが感じる場合に限り，話し合いを個人的なものにする。

もうひとつの方法

このグループに何セッションも参加している人に，メンタライジングを定義し，その定義を説明するよう求める。

個人的特徴の理解

方　法

各自で，新聞や雑誌から人々の写真を用意する。写真を1枚選んで，その人が持っているであろうと思う個人的特徴を示唆するようにグループに求める。特徴は肯定的なものも否定的なものもあり，人は双方を併せ持つものであることをグループに思い起こさせる。

話し合い

ひとりひとり順番になぜその特徴を選んだか尋ね，グループの他の人にその理由を説明するよう求める。その特徴がもっともらしいということに同意するかをグループに確認する。例えば，有名スポーツ選手が負けず嫌いであるとか，モデルが自分のことばかり考えているとか，である。もし同意しないのなら，それはなぜか。

そのような特徴がどのようにして作られていそうか，その人や他者にとってどんな利点や欠点をもっていそうかについての話し合いを促す。例えば負けず嫌いの激しい有名スポーツ選手は競技では業績をあげるであろうが，もしこれが全ての社会状況で同じままであったら，人々を遠ざけるであろう。

もうひとつの方法

もしグループが共によく作業できているなら，何人かの参加者に自分自身の特徴のひとつを説明するよう求める。他の人には彼の自己アセスメントに同意するかしないかを聞く。かならず彼らにその理由を説明してもらい，治療過程からの例をあげてもらうようにする。例えば，彼女がとても我慢強いとは思わない，というのは先週のグループのなかで……，というように。

態度を理解する
方　法

グループに誰かが自分たちにとっている態度を示唆するように求める。議論好き，服従的，依存的，拒否的，操作的といった例を与えることで彼らを援助する必要があるかもしれない。

話し合い

これらの態度が対人関係をどう助け，どう妨げるのか。何が態度を変えるのか。なぜその態度が形成されたのか。その態度は彼らに肯定的に，あるいは逆境的に作用しているのか。彼らはその状況をどうやりこなしているのか。

もうひとつの方法

彼ら自身の態度をひとつ記述する。彼らにその態度がどのように作られてきて，彼らにいまどのように影響しているのかを説明するよう求める。それが彼らに対する他者の反応にどう影響するのか。グループの他の人はこの態度を認識しているのか。

警察，ソーシャルワーカー，精神科医，セラピスト，その他の専門家や職員に対する彼らの態度を特定する。彼らの見方を拡げ，彼らの態度を変化させるのに何が助けになるかを尋ねる。彼らはその人を個人としてみているのか，公的な役割に付随した特徴を身につけた何者かとして同定しているのか。

家族成員に対する態度をこうした話し合いに倣って記述する。

動機を理解する
方　法

家族や友人と一緒に話していて，何か説明しづらいことが起きているという生活上のエピソードについて考えるよう，グループに求める。例えば，ある患者は妹や母と話していて，会話の間黙っていた弟が部屋から出ていったと述べた。

話し合い

グループはその行為の根底にありうる動機を決定するのに役立つような物語の関連情報を求める必要がある。この例では，会話の話題，家族内の関係性，患者と弟のいつものやり取りなどについての情報が，弟の動機を理解する上で役立つであろう。

もうひとつの方法

治療プログラムからのエピソードを用いることを考える。とりわけ黙示的メ

ンタライジンググループでは，説明されない行為はよくあることである。その
ため「熱源（プレッシャー）」から離れた明示的メンタライジンググループで
出来事についての探索がなされるかもしれない。

　参加者は，彼らが好きだったり信頼していたりした人から傷つけられ痛手を
与えられたと感じたやり取りについての例を呈示する。この例は治療プログラ
ムからのものでもよい。話し合いは彼らの反応と，なぜ傷つけた人がそのよう
にしたのかについての理解に集中する。彼の理由はなんであるのか。なぜ彼は
そのような感じなのか。説明としてどのようなものがあり得るのか。患者の反
応はどうであったか。そして違った反応であればよりよかったのか。

　このシナリオは患者が他の誰かを傷つけた出来事について話し合う際には逆
になるであろう。くり返しになるが，その例も治療プログラムから出してよい。

情動を理解する
　方　法
　グループのメンバーそれぞれに，彼らがよく知っており，交流のある誰かに
とって現在優勢な気分について述べるよう求める。例えば，親友や母，父，伴
侶である。怒り，幸福，悲しみといった言葉によって彼らが何を言わんとして
いるかを詳しく述べるよう求めることで，その気分の複雑さを患者が認識でき
るよう助ける。

　話し合い
　参加者はその人の現在優勢な気分をどう説明するであろうか。それは彼らの
関係に影響しているであろうか。現在あるいは過去の経験のなかでその人の気
分にもっとも寄与しているものは何か。その人は気分を変えることができる何
かに気づいているであろうか。その患者はその人が気分を変えるのを手助けす
ることができるか。

　もうひとつの方法
　参加者に自分自身の現在優勢な気分を同定するよう求める。グループの他の
メンバーと一緒にそれを確認するよう提案する。不一致は探索されるのがよい。
話し合いは上記のとおり。

何が私を「私」にしているのか
　方　法
　ほとんどの人は自分がいくつか固有の特徴をもっていると思っているもので

ある。参加者にグループの他の人から自分を区別できると思えるような，自分の側面を1つか2つ挙げるよう求める。始めはグループの他の人の固有な特徴についてコメントを求めない。

話し合い

それぞれのメンバーは何が私を「私」にしており，グループの他のメンバーとの違いを際立たせているのかを述べるのに数分を費やす。それから，参加者に自分とグループの他者とが共通して持っている要素を示唆するよう求める。もしこれが難しすぎるようであれば，家族成員との違う点や似ている点を尋ねる。他のメンバーにコメントを求め，同意するかしないかとその理由を尋ねる。自分に固有な特徴が時間とともにどのように発達してきたのか，もっとも重要な寄与因子は何か。

もうひとつの方法

参加者にとってこのグループが難しいようであれば，それについて話し合う代わりに何が私を「私」にしているのかを書き記すよう彼らに求めてみることを考慮してもよい。参加者はその後に自分が書いたものを読み上げる。

他者を通して自分を理解する

方　法

グループメンバーにグループの中の誰かを選び，その人が実際のところ自分をどうみていると思っているか述べるよう求める。人々が互いに人をみる際の基本的な視点だけでなく，例えば，賢さ，ユーモアのセンス，包容力，思いやりといった複雑な心理的要素も考慮に入れる。他のメンバーにコメントを求め，その記述が的確かどうか，もし違うならどうしてか尋ねる。自分のこころについて描写された人には，グループがその描写を探索するまでその的確さについてコメントせず，反応もしないように求める。代わりに，後のコメントで何を言われたか書きとめるように頼む。

話し合い

一度グループがその記述に取り組みはじめたら，その人物にその人の実際の理解をいってもらい，彼の実際の意見と話されたこととのバランスを取るよう求める。理解の違いがどのように形成されてきたかを話し合う。話されていない事柄，もしくは隠されたままの事柄があるためなのか。もしそうなら，なぜ話し合われないのか。彼の人物理解になにか見逃されてしまった重要な点があるのか。

もうひとつの方法

参加者に，自分を愛しているか嫌っている誰かが自分のことをどう理解していると思っているのかについて述べるよう求める。もしその人物がいまグループにいるとしたら，その人物は自分のことをどう記述するであろうか。いかにしてその人物はその見解に至ったのか。その見方ができあがる上で自分にも一因があったのか。

黙示的メンタライジング

私たちはあらゆるやり取りのなかで黙示的にメンタライズしている。しかし私たちがこのプロセスの中核を把握しようとすると，それは明示的メンタライジングに滑り込んでしまい，一瞬にして黙示的過程の精髄を壊してしまう。黙示的メンタライジングは自動的，手続き的，自然で，意識下の水準にある。私たちは自分がそうしていることに気づかない。とはいえ尋ねられれば，常に自分や他者を思考することなく直観的に観察していることを知っている。私たちは他者に関する意見をつくる際，合理的推論だけでなく，他者についての主観的経験に基づいている。「彼はとてもよい人にみえるけど，何か信用できないものがある」という具合である。明示的メンタライジングと黙示的メンタライジングとをひとつにより合わせる際，私たちが自然に描くバランスがある。それはその複雑さから連続帯というより「二重らせん」のようであり，自分についての多面的な心理的理解を形成し，私たちの関係性をコード化し，相互作用を行う際，それらを提示し，また表象する。

私たちが他者をメンタライズするとき，彼らの精神状態を観察し，彼らのものの見方や情動状態，根底にある動機の感覚を取り込む。私たちは直観的に内省と反映をし，物事がスムーズに進むときは，こころの状態が彼らのそれと波長を合わせて変化し，やり取りが進むごとに喜びを感じ，彼らを少し変化させただけでなく，私たちも変化したことに気づく。私たちは彼らの提示と，私たちに関する彼らの表象に応答する。しかしもし私たちがこれをいつも全て明示的に行おうとすれば，ぎこちなくなり，自動人形のようになり，情緒がなくなり，非人間的になる。誰もが私たちを好きにならず，暖かさを感じられず，空虚で深みがないと経験し，私たちは彼らに親しみを感じられなくなるであろう。私たちの内的自己とのコミュニケーションが妨げられるであろう。

自分を黙示的にメンタライズするとき，私たちはより不確実な領域に足を踏

み入れることになる。というのも，その領域は，自分の防衛のゆえに問題視されることのないまま，歪みを被っている状況にあるか，さらには明示的な合理化によって支配されてすらいるためである。しかし私たちは，そこには自分のものであると知っている自分についての何か，すなわち自分の情動状態に根差した自己感覚があることに気づいている。これが「私me」を表象できる「私I」なのである。自分の情動状態を内省し反映(リフレクト)するためにはその中に留まらなければならず，そうするためには自己感覚を経験しつづけなければならない。さもなければ，情動が私たちを圧倒するであろう。私たちは内的体験を同定し，それを調節し，その語り——それがどこから来て，どのような意味をもつのか——を理解し，それを表現する必要がある。驚くべきことでないが，このプロセスを治療の標的にするというのは法外な要求である。したがって治療においては，おそらく賢明なことと思うが，黙示的メンタライジングをより小さな要素に分解し，プロセス全体というよりもこれらを標的とすることになるであろう。それゆえ，たくさんの類似概念が存在する。例えば，共感，自己覚知，内観，内省と反映(リフレクティブネス)，マインドフルネスなどである。これらの全ては重なり合っているが，過剰な一般論に走りすぎる嫌いはあるものの，現在に中心が置かれている。一方，黙示的メンタライジングは，現在，過去，未来を同時に中心に収める。

黙示的メンタライジンググループ

　黙示的メンタライジンググループの大まかな目的は，上述した黙示的メンタライジングの定義に即している。すなわち，自分についてのメンタライジング，他者についてのメンタライジング，および関係性についてのメンタライジングを促進することである。

　必然的に黙示的メンタライジングの促進には時間がかかる。私たちはそのプロセスを刺激し，関係のなかでの個人の心理的機能の確固たる側面として根づくようになるために，最低1年間は必要であると示唆している。近道はない。

　スローオープングループの中でメンタライジングに焦点づけるためには，治療者が本章で既に論じた多くの介入を活用する必要があるが，さらに議論を生むいくつかの点がある。第1に，治療者はときに応じてグループをコントロールし，これをグループの一員に留まりつつ行うことができなければならない。このために彼は自分が参加者であり，グループの観察者でないことを示す。第2に，グループ全体とグループ内の個人双方の不安の水準を観察することが，

彼らが最適で，高過ぎでもなく低過ぎでもない状態にいるために必要である。過剰覚醒ではグループや個人がコントロール不能になる。そのうえ，愛着の相互作用が「熱く」なると不適切な情動表現や過剰に知性化された議論が起こりメンタライジングの発達が妨げられる。どちらの状況も避けるべきであり，そのためには治療者がグループのコントロールを維持するのである。第3に，グループ内のまさにいまその瞬間のメンタライジングを増大させることを目的とする介入は，グループが建設的に発展するための鍵を成す。私たちは現在の心的現実の中でたいていの作業が行われると強調するが，これは過去と未来を考慮に入れなくてもいいということではない。患者が自分自身の意味を探索し，未来の状況における自分について考えるとき，過去も未来も現在の現実の一部となるのである。充分なメンタライジングは後知恵を先見の明に変え，自分や他者の未来の反応を予測することを可能にする。また現在の見方は新しい枠組みで過去を理解し，黙示的であったものを明示的にすることを可能にする。それゆえ治療者は患者それぞれの歴史がグループの中で演じ出されるさまや，グループそれ自体の行程が固有の歴史を発展させていくさまに注目しつづける必要がある。

不安を観察しグループをコントロールする

　グループワークのコントロールは，立ち止まりと，グループにその瞬間何が起きているかに注目するよう主張することを通してなされる。「巻き戻し」と何が起きたかの探索に向けてゆっくり動いていくことを付け加えると，確実にグループの焦点づけを維持でき，自由連想グループにせず，目的意識をもってメンタライジングに集中しつづけるグループにできる。一般的な原則として，グループが非メンタライジング，例えば疑似メンタライジングに入り，不安レベルが低くなりすぎているときや，メンタライジングが完全に崩壊しており，例えば奇妙なメンタライジングや突然の硬直した他者表象を伴って，不安レベルが高くなりすぎているときに，治療者は介入しグループをコントロールしなければならない。同様の法則は治療者自身の能力が失われるときにも適用される。そのため自分やグループに何が起きているかを理解する治療者自身の能力が低下しているときには，グループではやらないとしても，少なくとも自分では止まり，聴き，みるべきである。グループでのメンタライジングの低下を示す典型的な例が表10.3に挙げられている。このような変化は個人の中か，1人以上の人々の間か，あるいはグループ全体に起こりうる。

退席する患者

　不安が高いために起こるメンタライジングの失敗の，ありがちではあるがときとして予測できない指標は，患者の退席——言葉の代わりの行為——である。これが生じるとき治療者は主導権を取る必要があり，状況を宙ぶらりんにしてはいけない。証明されてはいないものの，患者が退席するのは，自分のこころを取り戻す必要があり，1人になって他者のこころの届かないところに行くことでのみそれが可能なためである。ひとたび自分のこころを取り戻せば，彼らはグループに戻ることができる。私たちはグループを離れた患者がしばしば数分後に戻ってくることに気づいている。それにもかかわらず，治療者は患者が戻るのを助けるために少しの間グループを離れる，あるいは他のグループメンバーに患者を援助しに行くように示唆する必要があるかもしれない。

　　患者Dはセッションの開始直後からグループの中で黙っていた。皆からどうかしたのかと尋ねられる度に，彼女は質問を「わかんない」と撥ねつけた。突然，患者は立ち上がり「こんなのくだらない」といって出て行った。
治療者：できたらここに留まって欲しいのですが（効果なし。患者はドアに向ってそのまま出て行った）。
患者A：おや，まあ。
患者B：少なくとも彼女がどうかしたのかについて考え続ける必要がなくなったってことね。
患者C：どっちみち隅でふくれている彼女にうんざりし始めていたところだよ。
患者E：私も。
治療者：彼女の沈黙は私たち皆（積極的な参加者）には難しかったですね。彼女が帰ってくるかみに行ってくれる人はいないかなと思っているのですが。誰か行ってくれますか。
　　グループからの志願者は出ず，固い沈黙。
治療者：私が行きますが，すぐに戻ります。

表10.3　グループにおけるメンタライジングの破綻の指標

◆ 公然の，もしくは非公然の敵意
◆ 積極的な回避
◆ 非言語的な反応——不機嫌，退席，落ち着かなさ
◆ 治療者や他患についての大がかりな思い込み
◆ 言葉を字義通りに受け取る

治療者は立ち上がり部屋を出て，1分も経たないうちに戻る（残った患者たちと患者D両方に対して目的論的な意味をもつ構造的な介入）。
治療者：いま彼女に会って，なるべく早く戻ってくるように勧めました。たぶんじきに彼女は帰ってくると思います。私たちは立ち戻ったほうがいいでしょうね。というのはみんなグループの最初から何かおかしいと思っていて，それでもどうすればいいかわからなかったみたいなので。あのときの患者Dのどこがおかしいと感じられるのかを教えてくれるところから，誰か始めてくれますか。

ここで治療者ははっきりと主導権を取り，実際に人々のこころの中で起こっているけれど話されないままであったことを探索するために，グループを始まりまで戻し，始まりに何が起こったかへと焦点づける。

患者C：私は本当のところどうでもいい。彼女が誰にも話したくないなら，なんで私たちが気を揉まなきゃいけないんだ。
治療者：やる気のなさそうな人を世話するのは難しいし，諦めるほうが簡単ですよね。
患者C：彼女が諦めたんであって，私たちじゃない。彼女は出て行った。私たちは他に話すことがあるし，彼女は出て行ったことでチャンスをなくしたんだ。
治療者：私たちが諦めたからその直後に患者Dは出て行ったのだと思います。けれど私たちがいま直面している問題は，私たちが彼女のことを気にしておらず，諦めている，と恐らく彼女が感じていることです。もし私たちがそのままにしたら，たぶん彼女が正しいと証明することになりますよね（その瞬間での基本的メンタライジング）。
患者B：彼女は私たちを動揺させるために出て行ったんだと思うの。

　治療者はそのとき，なぜ患者Dがグループを動揺させたかったのか尋ねることで，この点を話し合おうと主張した。この会話の間に患者Dはグループに戻った。治療者はまず患者のいない間にどのようなことが話されたか要約し，なぜ患者が退室したかについてのグループの最初の理解，つまりみんなを動揺させようとしたという理解に焦点を当て続けた。これはすぐに誤りであることがわかった。

メンタライジングを促進するための特異的介入

　私たちはすでに基本的メンタライジングの介入について論じたが，これらはグループでも用いられる。ここで私たちは治療者に，自分自身と他者の動機づけに関する黙示的理解を刺激できる方法について，いくつかの指針を提供する。

互いの理解を探索する

　一般的なグループ技法とシステム論的質問に親しんでいる治療者には，ここに述べている介入を認識するのに困難を覚えることはほとんどないであろう。それぞれの介入の目的は，メンタライジング過程を刺激することであり，異なる見方をその場その場で産み出すことである。そこでは，それぞれの患者が自分についてのたくさんの異なる理解に直面し，自分についての自分自身の見方や，他者に対する自分の影響，自分に対する他者の影響を再考するよう迫られる。これを促進するために，治療者にはたくさんのことができる。治療者は次のようなことをなしうる。

- ◆患者がいっていることに，明確化や拡張を求めることで焦点を当てる（これをグループ内の個人分析にするべきではない）――「そのことについてもう少し教えてもらえませんか」「以前にも同じようなことが起きていませんでしたか」
- ◆話されていることが不明確なとき，話の内容をどう理解しているか他の患者に尋ねることで会話を拡げる――「患者Aが話していることをあなたはどう理解していますか」「彼女の自殺したくなる気持ちをあなたはどう理解しますか」「このことについて他のどなたか，助けてもらえますか」
- ◆問題を一般化し，患者間での共通点を探す――「誰かこれを経験したことのある人はいませんか」，もしくはもし必要なら，同じ問題を持つことをあなたが知っている患者に対して質問を向ける――「患者Aさん，あなたはこの種の問題についてご存知かと思うのですが」
- ◆慎重に主題にもどる，もしくはもし必要なら，グループが，明らかに重要な何か，例えば，ある患者による過量服薬や自傷のことを撥ねつけるときにいつでも立ち止まりを行う――「私は，何が起きて患者Dさんが過量服薬することになったのか，もう少し時間をかけて考えてみなければいけないと思います。患者Dさん，この前のグループでは，あなたにどんな大変なことがあったかについて少し話しましたが，その後のことをもう少し話してくださいますか」
- ◆同じ出来事の異なる側面や，同じ会話の違った理解を問うていくことで，動機を探求していくというグループ文化を産み出す――「多分私たちのうちの誰ひとりとして完璧な答えはもっていないし，私たちは全て異なる要素を経験しています」――その一方で，全ての視点は統合された見方が発展するまで等しく妥当性をもつことを保証する。

◆ 患者に，他の人の見方について考え，他の人の視点を理解するように取り組むことを強く求める――「あなたに対する彼女の見方をどう説明しますか」「これについて彼がそう感じたのはなぜでしょう」
◆ 不適切な確信と，硬直した表象に挑戦する――「あなたはあなただけがここで正しい見方をしていると思っているように思えます。患者Cさんに対するあなたの見方はあり得る彼女のひとつの側面にしか過ぎません。他の人の見方に対してとても拒絶的に思えます」
◆ グループの進行を妨げていると治療者が強く思っている事態について，自分自身の感情を直接的に表出する。例えば，グループがある患者を助けずにいることに治療者が苛立ちを覚えているなら，治療者は自分がどんなに苛立っているかを話すかもしれない――「私はこのことにとても苛立っていて，どうしたらよいかわかりません。それなのに，皆さん今日はうんざりしていて発言できないようです。どなたか，何が起きているかについて私を助けてくれませんか？」

これら全ての介入は第7章で述べた積極的な治療者の姿勢を必要とする。治療者はグループの中で働くことを快適に感じていること，および拒絶されたり嘲笑されたり役立たずと思われたりすることに耐えられることが期待されている。もし2人のセラピストがグループにいる場合，彼らがやり取りを行う関係性は重要である。大切なのは治療者たちが患者の前で敬意をもちつつ異論をとなえ，質問しあえるということである。互いの見方を理解しあう姿勢をみせることに較べれば，統一戦線を張ることは重要ではない。

共同治療者

治療者Aはグループの中である介入を行い，これは完全な沈黙を招いた。治療者Bは同僚が介入したとき自分のこころが空白になったことに気づき，そしてこれは患者のこころにも起こっているのではないかと思った。

だが彼女は起こったことについて取り組む責任を患者には渡さず，積極的な治療者の役割を取った。

治療者B：A先生のお話を聞いているうちに，先生が何をいおうとしているのかがちょっとよくわからなくなってきました。もう一度いってもらえますか。もしくは別のいい方でいって貰えますか。

（もうひとつの介入として，グループの残りの人たちに彼らのこころに生じたことについて尋ねるというものがあるが，これはその時点では彼らにとって反応できな

い事態に何かしら反応しないといけないという気持ちに彼らをさせてしまう可能性
がある。問題をグループ全体に投げかける前に，グループ内に問題を創り出す治療
者の役割について考えてみて欲しい。)

治療者A：ああ，あまり明瞭ではなかったですね。それは私自身のこころの中では
っきりしないからなのだと思います。グループがお互いの話を聴くことが難しく
なっているようにみえると示唆しようとしたのだけれど，もっと酷くしてしまっ
たみたいですね。

治療者B：確かに，先生の話を聞いているのは大変でした。この問題の原因につい
て，なにか提案できますか。

(治療者Bはいまや治療者Aがいわんとしていることを発展させようとしている。
うまくいけば彼はそうできるであろう。)

治療者A：昨日あった患者Cさんと患者Fさんの口喧嘩が関係しているのかもと
考えていたんです。このことはいままで触れられていないけれど，私にはとても
大事なことに思えます。昨日から随分とそのことについて考えているのだけれど，
何がきっかけとなってあの口喧嘩が起こったのかいまだによくわからないんです。
　この時点で治療者Aはグループに焦点づけし，治療者Bがそうするのを手助けし
た。いまは治療者間の活動からグループ全体に移行するのが賢明である。

治療者B：他の人はこのことについてどう思いますか。たぶんこの議論で皆さんは
少しモヤモヤしたし，困惑もされたでしょうね。

患者C：私はこのこと全部にまだ怒っています。そのうえ今日，患者Fさんはここ
に来ていない。明らかに彼女は自分のしたことに向き合おうとしていないよ。

(沈黙)

治療者A：どなたか，患者Cさんがいうところの患者Fさんが向き合えないものに
ついてご存知のことがありますか。

　この最後の介入は，患者Cがこころに抱いていることについてグループがどう思
っているかを表出させようとする際にどうするかという典型的な例である。実際に
彼らは全員，患者Fが直面できないことについて違ったものをこころに抱いている
ことがわかった。これにより皆が彼女の窮状に対してもう少しだけ同情的になった。
話し合いのおかげで，皆が彼女を「寄ってたかって攻撃する」のではないかという
ことを彼女が心配している，という結論に達したからである。

　結論として，患者間での明確化と探索の技法はグループ過程の基盤になるべ
きである。そして解釈的メンタライジングはこのプロセスがしっかりと確立し
た後でようやく生じる。このグループでは治療者Aが示唆を続けた。

治療者Ａ：患者Ｆさんが来なかったことについて少しホッとしてもよさそうになったので，何が起こったか再検討しなくてもよいと，私は思い始めています。ただ彼女の欠席や，それが引き金になって警戒心が出たことは，私たちのあやまちであったと思うので，すこし罪悪感を覚えます。

このとき，患者の１人が，患者Ｆに電話を掛けて，ほとぼりが冷めるまでグループに来ないほうがいいと思っていると述べたことを「告白」した。

第11章 よくある質問集

　私たちは，これまでのトレーニング・セッションや事例検討会，臨床におけるディスカッション，Eメール，そして丁寧に仕立て上げられた封書によってでさえ質問を寄せてくれた人々皆に感謝している。ここではもっとも問われる機会の多かった質問を選び，紹介していく。メンタライゼーションの精神で，これらの質問に基づきトレーニングの修正や，治療プログラムの諸側面の再検討，理論的基礎の増補などが行われてきた。私たちは，BPDの理解と治療を向上させるかもしれないと私たちが思うところのものを，恥じることなく他の人々から拝借してきた。それゆえ，皆さんも皆さんが役に立つと思うものを自由に私たちから盗んでいってくれて構わない。質問の裏にある動機は，単純な事実確認であるというよりも，しばしば複雑で，私的で，場合によっては政治的であり，普通は目的がある。それゆえ，私たちはいくつかの少々意地悪な質問も含めることとした。というのも，しばしばこうした質問こそ活き活きとした議論や討論を引き起こすからである。避け得ないこととして，私たちはしばしば満足に質問に答えることができていない。これらの質問が，私たちを打ち負かす批判としてではなく，皆さんがその主題をより一層理解するための刺激としての役割を果たしてくれることを願っている。

MBTは新しい治療法ですか？

　この質問は幾らでも聞かれることでしょう。MBTの実践と他の治療法との間に共通する領域に焦点を当てるときが特にそうです。「それって〇〇と同じものではないでしょうか」という具合です。皆さん，ありとあらゆる治療法を取り上げるので，そのうちのいくつかには私たちが全く知らないものもあるほどです。しかし，そういう質問をする治療者は明らかに自分自身の治療の諸側面にもそれが当てはまるということを認識しています。それは治療者の受けている訓練が認知的か，弁証法的か，力動的か，もしくは人間学的かのいずれで

あっても当てはまります。ということで質問に答えましょう。

　答えは，いいえ，です。MBTは新しい治療法ではありませんし，その技法の多くは支持や共感，探索，挑戦などのようなよく知られた基礎的な治療実践の繰り返しです。この限りにおいて，MBTはBPDの中核的困難に取り組むための技法に焦点を当てた汎用的な治療法です。MBTは，それ自体が特有の治療法であるというよりも治療のためのひとつの焦点なのです。

　MBTは変化の鍵を握る機制として関係性と治療過程とを用いる力動的な治療です。MBTと他の力動的治療との間の主な違いとして，私たちは，発生論的な転移解釈のような一般的治療技法のいくつかを修正することと，患者の現在のこころの状態に焦点を当てたり，より明示的な支持を与えたりといった他の技法を強化することを提案しています。

メンタライゼーションは認知療法と同じではないのですか？

　いいえ。いうまでもなく認知はMBTの鍵となる要素ではありませんが，行動療法においてさえもそうであるように，認知はあらゆる心理社会的治療において鍵となる要素ではあります。実際のところ，患者の認知を無視することのできる心理的治療を想像することはできません。もし仮に，メンタライゼーションの欠損が単に認知の欠損であり，MBTを技能訓練に近い矯正的介入であると考えるのであれば，CBTとMBTとは表面的な部分を超えて類似したものとなるでしょう。これらのアプローチの違いは，こころのモデルの中に，おそらくMBTとCBTが描く人間行動のモデルの中にあります。CBTはそのルーツが社会的学習理論にあり，特に力動的決定因を避けた行動モデルを持っています。随伴性の強化以外の潜在する決定因に焦点を当てる必要はなく，認知は直接的に変えることができると仮定されています。MBTでは，そのアプローチには精神分析的なルーツがあるため，その中核に力動的なこころのモデルを持っています。MBTの治療者は患者の体験について力動的に考えるよう促されます。これには無意識的な思考や，感情，願望，欲望について想定することも含まれています。また特に愛着関係のような生活の中での人間関係における圧力という文脈の中で生じる，こうした複雑な体験に対する患者の取り組みを想定することも含まれます。多くのCBTのアプローチが，彼らの提案している心的モデルにおいてかなりの程度力動的であることは我々もよく知っています。同様に，MBTでも治療者には介入する際（患者について考える際では

ないけれども）には無意識的な決定因に焦点を当てないようにはっきりと促しています。そのため，実践としてのこれらのアプローチにあまりに明確な区別をつけようとすることは不誠実かもしれませんが，それでもこれらのアプローチには本質的な実践上の違いがあります。

　MBTではいくつかのCBTの方略を用いていますが，それは単純にその方略自体がメンタライジングを促すものであり，心理教育や動機づけ面接が治療を始めるときには特に重要なものとなるからです。MBTでは基本的なコミュニケーションスキルについての教育をしばしば含むような問題解決技法は特に用いません。つまり，現在の患者―治療者関係の外部での認知的な歪みを説明しようと試みたり，行動それ自体に焦点を当てようと試みたりすることはありません。また，明示的にスキーマを同定するワークはありません。そして最後に，宿題もありません

メンタライゼーションは単なる支持的療法ではないのですか？

　はいともいえますし，いいえともいえます。支持的ですが，単なる支持的療法ではありません。さらなる積極技法が用いられます（私たちの認識では，支持的療法もまた積極技法を用いるし，単に患者を受身的に支持するものではないのですが，実際には技法的に難しく，いくぶん過小評価されている治療法です）。私たちは支持的作業が必要なものであること，またそれがないままより積極的な技法を提供してもあまり効果がないことを確信しています。MBTにおいて支持は，適切な治療的境界のもと，患者の目的論的な世界の中で目にみえる形で行う必要があります。何らかの技法の使用によって患者の心的な世界の中で行うことは想定していません。

メンタライゼーションは本当に分析的治療なのですか？

　MBTは分析的治療を規定する枠組みの大部分にしっくりと収まっています。すなわち，患者―治療者関係，力動的プロセスの理解，そして意識的理解から無意識的意味への治療内での移行を強調します。異なるのは，直接的支持，契約上の構造，焦点づけ，解釈技法の修正，および治療者の透明性［訳注：ここでいう透明性とは「分析家の隠れ身」のことではなく，隠し立てをせず率直であること］を非常に強調するところです。

妥当化は用いますか？

　はい，用います。しかし，妥当化には慎重な定義が必要です。妥当化は弁証法的行動療法の重要な理論的，技法的側面であり，そこには積極的観察やリフレクション，直接的な妥当化が含まれます。妥当化の最初の2側面は全ての治療に共通するものであり，MBTの本質的側面でもあります。直接的な妥当化のためには，治療者が全ての治療に通ずるもうひとつの本質的側面である，非判断的態度をとることが必要で，また患者の非機能的な特性ではなく，患者の体験や反応について本質的な妥当性を探すことが必要となります。直接的な妥当化こそがDBTの極めて重要な側面を形作るのです。直接的な妥当化は，患者の体験や随伴する反応がある特定の文脈の中では理解しうるものであるということを追認するために用いられます。MBTでは，直接的な妥当化は同様の原理に従うものの，その焦点は患者の内的体験の追認というよりは探索にあり，現在の経験――とりわけ治療者との体験――に基づく多面的な表象を精緻化することにあります。患者が「私は馬鹿なんです」という場合，治療者の課題はその発言を受け止めて，探索を促すことにあります。その発言は非メンタライジングな自己判断であり，治療者の課題はおそらく治療者がその体験を呼び起こすような言動を何かしたのであろうと伝えることで，患者のメンタライジングの発達を手助けすることです。それによって生々しい発言が，対人関係において機能し得るようなより複雑な自己表象となります。馬鹿ではないと患者を安心させようとすることは効果的ではないでしょうし，単に患者に理解されていないと感じさせるだけになります。しかし，「私にはあなたが馬鹿にみえたことは一度もないんだけれど，何があってさっきのあなたがそんなことをいったのかを教えてもらえませんか」というようなことを口にするのは，妥当化でもあり，メンタライジングを促すためのもうひとつの見方を供することにもなります。

メンタライジングはマインドフルネスと同じですか？

　いいえ，違います。しかし重複する部分のある構成概念です。マインドフルネスは禅の仏教哲学を起源とする構成概念です。その含意は，現在の体験に対して急速に方向づけを行うことにあります。禅では，どの瞬間もそれ自体が完全で完璧であり，変化というよりは受容や寛容，そして妥当化が治療的焦点と

なるべきであると教えています。禅の独特の感覚ではそれは精神状態に限定されたものではなく，現在理解されているように精神世界に対するのと同様に肉体へも応用することができます。しかしながら，その中心的構成概念は，思考はただの思考であり，決して「あなた」や「現実」ではないという認識にあります。この認識によって，思考が創り出すことのある歪められた現実から患者は自由になることができます。それゆえマインドフルネスは，こころの象徴的表象となり，また出来事に対して反応するのではなく開放的でリフレクトな態度を含意するものとなります。そしてこれらの全ての側面はメンタライゼーションの構成概念でもあります。しかし，メンタライゼーションは関係性に本質があり，自分自身の体験に加えて他者の体験をも含みこむものであり，このことによってこれらの重複している構成概念を区別することが容易になります。さらには，メンタライジングにおける時間の枠組みはより広く，マインドフルネスが焦点づけしている現在と同様に過去や未来に対しても働きかけるものです。概括すると，マインドフルネスはメンタライゼーションを豊かにするものといえます。

メンタライジングはこの治療に特有のものにはみえません。全ての治療がメンタライジングを促しますが，そうであるならMBTの何が特別なのですか？

　全くもってその通りです。MBTに唯一特有の側面とは，メンタライジングそれ自体を増進することに治療の焦点が当てられていることです。全ての治療はおそらく直接的にではなくメンタライジングを増進させているものですが，しかし他の治療においては治療者の目的は恐らく違っています。例えば，洞察を深めることや，もしくはスキーマを説明することなどです。彼らは知らず知らずにメンタライジングを増進させているのです。

メンタライゼーションの理論は母親を非難しています

　間違いなく違います。この疑問は，私たちの発達的視点が心理的発達における両親／養育者の役割や幼少期の経験の重要性を提示したことから生じているようです。しかしながら，私たちが考えているのは，遺伝―環境の複雑な相互作用がBPDにおけるメンタライジング能力の低減の原因である可能性がもっ

とも高いということです。養育者と子どもとのどちらもが愛着関係を混乱させうるということには疑いの余地がほとんどありません。これは双方のうちどちらかが負うべき責任を分け合うことと同じではありません。そして心理的発達における養育者の影響は予防方略の中ではとりわけ重要なのです。

患者が複数の治療を受けていることは問題となりますか？

いいえ，なりません。治療者がその知識と理解をメンタライジングの視点から統合することができている限り，認知的介入や力動的治療，表出的治療は全て組み合わせることができます。メンタライジングは，全ての治療に一貫した焦点を提供します。様々な治療を提供することが危険となるのは，異なる症状や行動上の問題を標的としたり，治療の包括的な統合に失敗したりする場合です。多くの患者が，例えば不安マネジメントや行動修正，表現療法，そして個人認知療法もしくは個人力動療法といった複数の治療を受けています。しかし，それらの治療者がお互いに連絡を取り合うことはありません。私たちは，この種の組織化された治療は不適切であり，このように分断された患者ケアは良質なBPD治療とは程遠いものであると強く感じています。

家族療法は用いますか？

これは何を意味しているかによります。私たちは患者の了解が得られる範囲で，家族やパートナー，養育者を治療計画の中に含めています。家族やその他の関係者を交えてどのように危機に対応することが最適なのか，治療のサポートとして彼らに何ができるのか，そして境界例患者が問題をエスカレートさせてしまうような情緒的やり取りをどのように減らすかといったことについて話し合っています。治療プログラムの一部として正式な家族療法それ自体を用いることはありません。これは一部には，家族と暮らしている患者がほとんどいないためでもあります。しかしながら，患者に子どもがいて，子どもの保護の問題を考える必要がある場合には，私たちは児童養護施設に家族ワークを用いた介入を依頼する必要があります。

メンタライゼーションを学ぶ前に，何らかの主要なモデルで訓練を受けてそのモデルの専門家になっておく必要がありますか？

　いいえ，その必要はありません。私たちは一般の精神保健に携わる看護師を用いてMBTを行っています。実践する者にとっては，複雑な治療的介入に習熟していることよりも，患者との基本的なコミュニケーションに自信を持つことや，例えば自殺の脅威や潜在的な暴力，緊急入院などといったリスクの評価を積み重ねていることのほうが重要となります。しかしながら，基本的な精神療法の技法に習熟し，メンタライゼーションにも精通している人物からスーパーヴィジョンを受ける必要があります。

MBTを行うためにはどのようなトレーニングが必要ですか？

　もしあなたが経験豊富な精神保健の専門家であれば，おそらくはごく短期のトレーニングを受けることで，現在の技法をメンタライジングへの焦点づけを含むものへと修正することができるでしょう。多くの人たちが私たちの行っている3日間の訓練プログラムに参加してきました。そこでは理論から実践までを網羅し，ビデオを用いて技法についてのディスカッションに焦点を当てています。同じようにトレーニングに参加している人々の間でディスカッションを行った後に，ビデオや音声を用いてセッションを記録して同様のトレーニングを受けた仲間たちで議論をすることはおそらく，メンタライジングへの焦点づけを遵守する姿勢を確実にする最善の方法です。

外来患者に対する治療プログラムの正しい進め方を教えてください

　週に一度の個人セッション（50分）とグループセッション（90分），それに加えてチームでの精神科的治療を行います。例えば，薬物療法の見直し，経過報告書，他の専門家とのリエゾン，および危機管理などです。治療者はセッション間の情報を共有することや，患者の問題について現在活性化している主要なテーマを理解すること，そして定期的な合同スーパーヴィジョンを通して治療を統合します。

MBTでは個人療法と集団療法を行っています。個人療法の守秘義務はどうなっているのですか？

　個人療法セッションの守秘義務は，単に個人療法の治療者だけでなく，チームに対して課されます。個人療法家はグループ療法家と会い，セッションのメインテーマについて話し合います。患者はこのことを知らされています。そのため，患者と個人療法家とが情報を秘密のままにしておくことはありません。集団療法家が個人セッションの文脈で患者に生じたことをグループで露わにすることはないものの，そのテーマや情報が治療において重要なものなら，個人療法家はそのことについてグループの中で話すよう患者を促すでしょう。

他のパーソナリティ障害ではメンタライジングの減少はみられますか？

　おそらくそうでしょう。しかしBPDと同じ形ではないでしょう。これは経験的な疑問として残っており，さらなる研究が必要とされます。この形式の質問でもっともよくあるものが，MBTは反社会性パーソナリティ障害（antisocial personality disorder; ASPD）の治療に有用かどうかというものです。これは，おそらくこの群の人々対する効果的な治療がないままとなっており，実践家たちがそうした患者の扱いに苦しんでいることからくるのでしょう。皮肉なことにASPDの患者たちは，部分的ではあるものの，高いメンタライジング能力を示しています。しかし，そのメンタライジングを誤用するのです。したがって，この人々の治療においてはメンタライジング能力を増大させることではなく，メンタライジングの誤用で得られる満足を減少させることに焦点を当てる必要があるのかもしれません。

メンタライジングの問題がBPDの核となる特徴であるということには，どのような実証的根拠があるのですか？

　メンタライズ能力の発達において愛着関係が重要であるという実証的根拠は増加しています。また，BPD患者では愛着関係が混乱していたり，発達期に重要な環境の損傷をこうむっていたという実証もあります。私たちはこのことについて文献から再検討を行ってきました。加えて，BPDではメンタライジ

ングが減少し，主としてそれは愛着関係が刺激されているとき，そして間主観的相互作用が複雑さを増すときである，という実証もあります。しかしながら，こうした環境下でさえ愛着関係を非活性化することによってBPDのメンタライジングを維持することができます。これは行動という点でも生じることであり，状況から離れることによって何か他のこと，もしくは誰か他の人のことを考えられるようになります。例えば治療グループを離れて，「こころを元に戻せた」ときに戻ってくることもあるでしょう。それにもかかわらず，幼少期に特定の愛着パターンで育てられた個人が，大人になってBPDになるのかどうかは証明されていないままです。問題は，直接的な関連付けができそうにないということであり，遺伝―環境の複雑な相互作用を考えると特定の関連性を確立することが簡単とは程遠いということです。

あなたの治療はうまく行っていると思いますか？

　はいともいえますし，いいえともいえます。私たちの集めた全てのデータや刊行された無作為化試験の結果から，よくなっている患者もいることは明らかです。さらに外来患者での無作為化試験が近日中に完了します。私たちの治療における脱落率は低いものとなっています。しかしながら，全ての患者がよくなっているわけではありません。何とも情けないことに，本書を著す時点でも，私たちは治療反応性についての予測因子を持っていません。しかし，性別(ジェンダー)は転帰を予測しないことや，見方次第ではあるものの，男性でも女性でも治療の効果が同等であることはわかっています。私たちの研究は小規模であり，独立した研究グループによる追試を必要としています。この研究は実施中で，他の専門家チームによって行われているどのMBTでも脱落率は低いままであることを確認できるものの，私たちは転帰に関するデータをいまだ持ち合わせていません。

あなたの行っている実践は間違いなくよいものですか？

　はい。私たちはBPDの治療におけるよい実践には，首尾一貫した治療哲学を用いた，組織化の面で多くの非特異的な特徴を伴う長期間のチーム治療のほうが短期治療よりも必要であると考えています。それには，例えば構造化することや，患者が利用可能な他のサービスとの統合を図ること，明瞭なコミュニ

ケーションを取ること，危機への対処方法がしっかりと確立されていること，そして愛着関係に丁寧に注意を向けること，といったものが含まれます。治療上実際に有効な要素は何であるのか，ということが確立されるべきことです。私たちの場合でいうとそれはメンタライゼーションに焦点を当てることですが，もっとも重要な構成要素として，より特異的な治療の側面があるのかどうかはまだわかりません。

メンタライジングに携わる治療者は自己開示を行うことはありますか？

　はい，あります。しかし，皆さんが日常のやり取りで行っている程度です。私たちはあなたの人生や個人的な境遇について患者に話すよう提案しているわけではありません。実際にそのような開示はほとんど意義をもちません。しかしながら，あなたがどのように感じているかについて機転を利かせて自己開示することは本質的なことであり，特に患者に異議を申し立てられた際などにあなたの反応の理由について説明することは有用であるということは強くお勧めします。慎重に自己開示を行うことによって患者の知覚が正確かどうか確認することになり，また治療における本質的な側面である何らかの感情を患者があなたに感じさせたという現実を強調することになります。患者は自分のことを知るために治療者の中に自分が作り出したものを知らなければなりません。自己開示を完全に拒もうとすると，治療者の側のエナクトメント，すなわち解釈への固執や，不適切な行為といったものにつながる可能性が高くなります。無反応であることに厳密にこだわることは医原性の問題を引き起こします。というのも，他者のこころの中に自らを見出そうとしている患者をパニックに陥らせてしまうからです。また患者が他者のこころの中に自分を見出すことに失敗すると，表象世界の崩壊が生じることになり，そのときこそまさに患者は自分の安定のために不可欠な表象を付与してくれる他者のこころを必要とするからでもあります。こうした理由から，私たちはすぐに質問をリフレクトしないで，まずは質問に答え，その後にそれらを探索することにしています。

空想は扱いますか？

　空想を扱うことと自由連想はMBTの主たる要素ではありません。洞察の促

進がMBTで優先すべき目標ではないからです。空想を扱うことは無意識的思考を理解する方法として洞察志向的な精神療法で用いられる技法です。MBTは対人関係における精神機能の前意識的，意識的側面をより重視します。空想それ自体は現実からかけ離れたものですし，それゆえ私たちは治療者についての患者のファンタジーを精緻化することを勧めてはいません。というのも，それによって医原性の問題が生じるかもしれず，現実に結びついた精緻化された表象を増加させるよりも，プリテンド・モードを生じさせるかもしれないからです。しかし，私たちも現実を志向した空想は扱います。例えば，「……したらどうなるだろう」という患者の想像について探索したりします。患者が異なるときに異なる文脈で自分の表象を思い出せるようにすることで，患者のメンタライゼーションを強化するのです。

患者に夢を報告するよう求めますか？

　いいえ，私たちは患者に夢について語るようには求めません。しかしながら，患者はときに夢について語ります。いうまでもなく，この群の患者に自由連想の技法を用いて彼らの報告した夢イメージに潜在する内容を吟味することが生産的であることはほとんどありません。しかしながら，私たちが有用に思っているアプローチはあります。ある文脈でのメンタライゼーションに苦心している人の夢を，無意識的な思考や観念の偽装された表象としてではなく，むしろ自己のリフレクティブな気づきを創造しようとする率直な試みとして考慮するのであれば，こうした夢は意味あるコミュニケーションのようにも思えます。つまり，誰もいない家の夢や，タンスを開けたが何も入っていないことがわかった夢，もしくは顔のない人の夢などは，体験的に内容がないという彼らの正確な知覚を表しているのかもしれません。同様に，支離滅裂でコントロール不能の動物や，野生の馬，昆虫，蛇，鳥などについての繰り返される夢は，馴致されることを拒むという精神的内容を体験していることを描いています。この仮説には言及する価値があります。というのは，もしメタ認知――患者が自分自身のこころの機能と体験的に関係をもつこと――の描写として夢を考えるのであれば，治療者はその夢の主観的体験とより深く関わることができるからです。この文脈において，関係付けられた情緒的体験はしばしば理に適っています。崩れそうな建物の中でいまにも崩壊しそうな恐怖を感じながら，いまだに避難することができていない自分に気づくという夢を報告する患者は，頼れる

ものがあると感じられず，いつでも崩れ得る精神世界に囚われていると感じている，という感覚を治療者に対して表現しているのかもしれません。

さらに読むとよい文献

メンタライジングと MBT について

Allen, J. G. and Fonagy, P. (2006) *Handbook of Mentalization-Based Treatment.* New York: Wiley.
Bateman, A. W. and Fonagy, P. (2004) *Psychotherapy for Borderline Personality Disorder: Mentalization Based Treatment.* Oxford: Oxford University Press.
Fonagy, P. and Bateman, A. W. (2006) Progress in the treatment of borderline personality disorder (editorial). *British Journal of Psychiatry, 188,* 1–3.
Fonagy, P. and Bateman, A. W. (2006) Mechanisms of change in mentalization-based treatment of BPD. *Journal of Clinical Psychology, 62*(4), 411–430.

BPD に対するその他の治療アプローチについて

Gunderson, J. G. (2001) *Borderline Personality Disorder: A Clinical Guide.* Washington, DC: American Psychiatric Publishing.
Gunderson, J. G. and Hoffman, P. D. (eds) (2005) *Understanding and Treating Borderline Personality Disorder. A Guide for Professionals and Families.* Arlington: American Psychiatric Publishing.
Kernberg, O., Clarkin, J. F. and Yeomans, F. E. (2002) *A Primer of Transference Focused Psychotherapy for the Borderline Patient.* New York: Jason Aronson.
Krawitz, R. and Watson, C. (2003) *Borderline Personality Disorder. A Practical Guide to Treatment.* Oxford: Oxford University Press.
Lenzenweger, M. F. and Clarkin, J. F. (eds) (2005) *Major Theories of Personality Disorder* (2nd edn). New York: Guilford Press.
Linehan, M. M. (1993) *The Skills Training Manual for Treating Borderline Personality Disorder.* New York: Guilford Press.
Livesley, W. J. (2003) *Practical Management of Personality Disorder.* New York: Guilford Press.
Oldham, J., Skodol, A. E. and Bender, D. S. (eds) (2005) *Textbook of Personality Disorders.* Arlington: American Psychiatric Publishing.
Young, J. E., Klosko, J. S. and Weishaar, M. E. (2003) *Schema Therapy. A Practitioners Guide.* New York: Guilford Press.

付　録

メンタライゼーションの臨床アセスメントで用いられるチェックリスト

	最も説得的な例の記録	強い証拠 (+1)	いくらかの証拠 (+0.5)	合計得点
他者の思考と感情に関して				
曖昧さ				
猜疑性のなさ				
熟考とリフレクション				
視点の交代				
真正な興味				
発見へのオープンさ				
寛大さ				
予測性				
得点				
自身の精神機能の知覚				
変化可能性				
発達的な見方				
現実的な懐疑主義				
前意識機能の認識				

	最も説得的な例の記録	強い証拠 (+1)	いくらかの証拠 (+0.5)	合計得点
葛藤				
自己探求的姿勢				
差異への関心				
感情面でのインパクトへの気づき				
得点				
自己―表象				
優れた説明と傾聴のスキル				
自伝的連続性				
豊かな内的生活				
得点				
一般的な価値観と態度				
ためらい				
節度				
得点				

臨床アセスメントに基づくメンタライジング能力のカテゴリー

文脈	得点	カテゴリー
他者の思考と感情に関して		
	5.0-8.0	とても高い (3)
	3.0-4.5	よい (2)
	1.0-2.5	中等度 (1)
	0.0-0.5	乏しい (0)
自身の精神機能の知覚		
	5.0-8.0	とても高い (3)
	3.0-4.5	よい (2)
	1.0-2.5	中等度 (1)
	0.0-0.5	乏しい (0)
自己―表象		
	3.0	とても高い (3)
	1.5-2.5	よい (2)
	0.5-1.0	中等度 (1)
	0.0	乏しい (0)
一般的な価値観と態度		
	2.0	とても高い (3)
	1.0-1.5	よい (2)
	0.5	中等度 (1)
	0.0	乏しい (0)
全体評定		
	9.5-12	とても高い (3)
	6.0-9.0	よい (2)
	2.5-5.0	中等度 (1)
	0.0-2.0	乏しい (0)

MBT アドヒアランスの自己評定

　メンタライジング的介入を実施できているかモニターするためにこの概要を用いてください。最初の領域である治療の枠組みは，主に治療の始めに用いるものです。しかし定期的に，目的，危機計画，定式化を再評価して，枠組みを維持できているかチェックしたほうがよいでしょう。

治療の枠組み

はい	いいえ	不明	治療は患者と治療者にわかりやすい，はっきりと構造化された文脈で提供されている。(2)
はい	いいえ	不明	治療目標をはっきりと階層化し，患者と合意している。(2)
はい	いいえ	不明	危機計画を同定している。(2)
はい	いいえ	不明	ケースカンファレンスを取りまとめ，そこでスタッフの役割を同定した。そして守秘義務の限界について同意を得た。(1)
はい	いいえ	不明	患者は治療の理論的根拠と，集団および個人療法の目的を理解したようにみえる。(1)
はい	いいえ		治療の境界を説明した。(2)
はい	いいえ		治療者はピア・グループあるいはシニアの臨床家とのスーパーヴィジョンを設定した。(1)
はい	いいえ		患者の現在の関係性と社会的支援ネットワークについて再評価した。(1)
はい	いいえ		薬物療法について再評価したか，同僚と共に再評価を設定した。処方している薬物の限界が定義された。(1)
はい	いいえ		メンタライゼーションについてのアセスメントが完了した。(1)
はい	いいえ		診断を患者と話し合った。(1)
はい	いいえ		定式化が完了し，患者と話し合い，それに沿って修正した。(2)

最大=18

メンタライゼーション

はい いいえ	「知らない not-knowing」という純粋な姿勢をとっており，「見出す」ことを試みている。(2)
はい いいえ	探索を促進するための質問をしている。(1)
はい いいえ	セッションで他人の動機づけについての患者の理解を尋ねている。(1)
はい いいえ	このセッションで転移トレーサーを用いている。(1)
はい いいえ	洞察を与えるためではなく，もうひとつの見方に光を当てるために転移解釈を用いている。(1)
はい いいえ	治療者や患者の自分と他者についての経験に関する不適切な信念に挑戦している。(1)
はい いいえ	複雑な精神状態について患者に提示することを避けている。(2)
はい いいえ	現在の問題についての単純な歴史的説明を避けている。(2)
はい いいえ	心的等価モードのとき，患者に直面化するのを避けている。(2)
はい いいえ	メンタライゼーションのプリテンド・モードが患者に現れているかどうか考慮している。(2)
はい いいえ	精神状態の可逆性に取り組んでいる。(1)

最大=16

現在の精神状態に取り組む

はい いいえ	現在の情動に注意を向けている。(2)
はい いいえ	適切な情動の表出に焦点を当てている。(1)
はい いいえ	感情を直近のあるいは最近の対人関係上の文脈と結びつける。(1)
はい いいえ	現在の対人関係上の文脈についての理解を，適切な最近の過去の経験と関連付けている。(1)

最大=5

ギャップを橋渡しする

はい　いいえ　　内省と反映(リフレクション)は患者の内的状態を修正された形式で提示することを目的とする。(2)

はい　いいえ　　患者の心的等価の経験を例をあげて説明している。(1)

はい　いいえ　　自己言及的になりつづけることを避け，治療者の経験に患者の注意を焦点づける。(1)

はい　いいえ　　破綻における患者と治療者の役割を明確にすることによって，同盟の破綻を話し合う。(1)

はい　いいえ　　セッションでの内的現実と外的現実とを移行的につなげる方法として，「かのようなas if」方法をプレイフルに発展させようとしている。(1)

はい　いいえ　　分別を持ってユーモアを用いている。(1)

最大=7

感情の嵐

はい　いいえ　　情動的な爆発のなかでも会話を維持しつづけている。(2)

はい　いいえ　　情動が喚起されたときは，解釈することなく，感情や根底にあるあらゆる情動を明確化することを試みている。(1)

はい　いいえ　　情動状態が静まってから，患者の現在の生活のなかにあり得る根底の原因に取り組み始める。(2)

はい　いいえ　　嵐の直前の対人的経験についての患者なりの捉え方のなかに，そのきっかけを同定している。(1)

はい　いいえ　　嵐が去った後にのみ，感情の嵐を治療プロセスに結びつけている。(2)

最大=8

転移の使用

はい　いいえ　　転移解釈を時間をかけて作り上げている。(2)

はい　いいえ　　治療同盟が確立されているときにのみ転移解釈を用いている。(1)

はい　いいえ	転移を過去の単純な反復として用いていない。(1)
はい　いいえ	転移を自己と他者の関係についてのもうひとつの見方を示すために用いている。(1)
はい　いいえ	患者が現在持っている，あるいは過去持っていた別の関係の一部として治療関係を解釈するのを避けている。(1)
はい　いいえ	転移解釈が短く，ポイントをついている。(1)
はい　いいえ	患者のメンタライジング能力が低下している時はメタファーの使用を避ける。(2)
はい　いいえ	明らかな葛藤に焦点を当てていない。(1)

最大=10

このセッションで示したアドヒアランスは全体的にどれ位でしたか

項目の重みを掛けた上で，「はい」の数を合計し，64で割ってください。全体で80%をとるべきです。それぞれのセクションごとのポイントを合計し，そのセクションでの最大の点数で割ってください。全ての領域で少なくとも75%の得点率であるべきです。

全ての領域を通してアドヒアランスはどうでしたか

次のセッションではどの領域に焦点を当てる必要がありますか

参考文献

Agrawal, H. R., Gunderson, J., Holmes, B. M. and Lyons-Ruth, K. (2004). Attachment studies with borderline patients: a review. *Harvard Review of Psychiatry*, **12**(2), 94–104.

Allen, J. G. (2000). *Traumatic Attachments.* New York: Wiley.

Allen, J. G. (2006). Mentalizing in practice. In J. G. Allen and P. Fonagy (Eds.), *Handbook of Mentalization Based Treatments.* Chichester, UK: Wiley.

American Psychiatric Association. (2001). Practice guidelines for the treatment of patients with borderline personality disorder-introduction. *American Journal of Psychiatry*, **158**, 2.

Appelbaum, S. A. (1973). Psychological-mindedness: Word, concept and essence. *International Journal of Psycho-Analysis*, **54**, 35–46.

Arnsten, A. F. T. (1998). The biology of being frazzled. *Science*, **280**, 1711–1712.

Arntz, A. and Veen, G. (2001). Evaluations of others by borderline patients. *Journal of Nervous and Mental Disease,* **189**(8), 513–521.

Aveline, M. (2005). The person of the therapist. *Psychotherapy Research*, **15**, 155–164.

Baron-Cohen, S., Tager-Flusberg, H. and Cohen, D. J. (Eds.). (2000). *Understanding Other Minds: Perspectives from Developmental Cognitive Neuroscience.* Oxford: Oxford University Press.

Bartels, A. and Zeki, S. (2000). The neural basis of romantic love. *Neuroreport*, **11**(17), 3829–3834.

Bartels, A. and Zeki, S. (2004). The neural correlates of maternal and romantic love. *Neuroimage*, **21**(3), 1155-1166.

Bateman, A. W. and Fonagy, P. (1999). The effectiveness of partial hospitalization in the treatment of borderline personality disorder—a randomised controlled trial. American Journal of Psychiatry, **156**, 1563–1569.

Bateman, A. W. and Fonagy, P. (2001). Treatment of borderline personality disorder with psychoanalytically oriented partial hospitalization: an 18-month follow-up. *American Journal of Psychiatry*, **158**(1), 36–42.

Bateman, A. W. and Fonagy, P. (2004). *Psychotherapy for Borderline Personality Disorder: Mentalization Based Treatment.* Oxford: Oxford University Press.

Bateman, A. W. and Tyrer, P. (2004). Psychological treatment for personality disorders. *Advances in Psychiatric Treatment,* **10**, 378–388.

Beeghly, M. and Cicchetti, D. (1994). Child maltreatment, attachment, and the self system: Emergence of an internal state lexicon in toddlers at high social risk. *Development and Psychopathology*, **6**, 5–30.

Bohus, M., Haaf, B., Simms, T., Limberger, M. F., Schmahl, C., Unckel, C. et al. (2004). Effectiveness of inpatient dialectical behavioral therapy for borderline personality disorder: A controlled trial. *Behavioral Research Therapy*, **42**(5), 487–499.

Bowlby, J. (1969). *Attachment and Loss, Vol. 1: Attachment.* London: Hogarth Press and the Institute of Psycho-Analysis.

Bowlby, J. (1988). *A Secure Base: Clinical Applications of Attachment Theory*. London: Routledge.
Briere, J. and Runtz, M. (1988). Symptomatology associated with childhood sexual victimization in a non-clinical adult sample. *Child Abuse and Neglect,* 12, 51–59.
Chiesa, M., Fonagy, P., Holmes, J. and Drahorad, C. (2004). Residential versus community treatment of personality disorders: A comparative study of three treatment programs. *American Journal of Psychiatry,* 161(8), 1463–1470.
Clarkin, J. F., Hull, J. W. and Hurt, S. W. (1993). Factor structure of borderline personality disorder criteria. *Journal of Personality Disorder,* 7, 137–143.
Clarkin, J. F., Levy, K. N., Lenzenweger, M. F. and Kernberg, O. F. (2004a). *The Personality Disorders Institute/Borderline Personality Disorder Research Foundation randomized control trial for borderline personality disorder: Progress report.* Paper presented at the Annual Meeting of the Society for Psychotherapy Research, Rome, Italy.
Clarkin, J. F., Levy, K. N., Lenzenweger, M. F. and Kernberg, O. F. (2004b). The Personality Disorders Institute/Borderline Personality Disorder Research Foundation randomized control trial for borderline personality disorder: rationale, methods, and patient characteristics. *Journal of Personality Disorder,* 18(1), 52–72.
Cloitre, M., Scarvalone, P. and Difede, J. (1997). Post-traumatic stress disorder self- and interpersonal dysfunction among sexually retraumatized women. *Journal of Traumatic Stress,* 10, 437–452.
Damasio, A. R. (2003). *Looking for Spinoza: Joy, Sorrow, and the Feeling Brain.* New York: Harvest Books.
Dennett, D. (1987). *The Intentional Stance.* Cambridge, MA: MIT Press.
Department of Health. (2003). Personality disorder: No longer a diagnosis of exclusion. *Department of Health Publications.*
Farber, B. A. (1985). The genesis, development and implications of psychological-mindedness in psychotherapists. *Psychotherapy,* 22, 170-177.
Fonagy, P. (2004). Early life trauma and the psychogenesis and prevention of violence. *Annals of the New York Academy of Sciences,* 1036, 1–20.
Fonagy, P. and Bateman, A. (2006). Mechanisms of change in mentalisation based therapy with BPD. *Journal of Clinical Psychology,* 62(4), 411–430.
Fonagy, P. and Target, M. (2002). Early intervention and the development of self-regulation. *Psychoanalytic Inquiry,* 22(3), 307–335.
Fonagy, P., Steele, H. and Steele, M. (1991). Maternal representations of attachment during pregnancy predict the organization of infant-mother attachment at one year of age. *Child Development,* 62, 891-905.
Fonagy, P., Leigh, T., Kennedy, R., Mattoon, G., Steele, H., Target, M. *et al.* (1995). Attachment, borderline states and the representation of emotions and cognitions in self and other. In D. Cicchetti and S. S. Toth (Eds.), *Rochester Symposium on Developmental Psychopathology: Cognition and Emotion* (Vol. 6, pp. 371-414). Rochester, NY: University of Rochester Press.
Fonagy, P., Leigh, T., Steele, M., Steele, H., Kennedy, R., Mattoon, G. *et al.* (1996). The relation of attachment status, psychiatric classification, and response to psychotherapy. *Journal of Consulting and Clinical Psychology,* 64, 22–31.
Fonagy, P., Redfern, S. and Charman, T. (1997). The relationship between belief-desire reasoning and a projective measure of attachment security (SAT). *British Journal of Developmental Psychology,* 15, 51–61.
Fonagy, P., Target, M. and Gergely, G. (2000). Attachment and borderline personality disorder: A theory and some evidence. *Psychiatric Clinics of North America,* 23, 103–122.

Fonagy, P., Gergely, G., Jurist, E. and Target, M. (2002). *Affect Regulation, Mentalization and the Development of the Self.* New York: Other Press.

Frith, U. and Frith, C. D. (2003). Development and neurophysiology of mentalizing. *Philosophical Transactions of the Royal Society of London B, Biological Sciences*, **358**, 459–473.

Gabbard, G. O. (2005). Mind, brain, and personality disorders. American Journal of Psychiatry, **162**(4), 648–655.

Gallagher, H. L. and Frith, C. D. (2003). Functional imaging of 'theory of mind'. *Trends in Cognitive Sciences*, **7**(2), 77–83.

Gallese, V., Keysers, C. and Rizzolatti, G. (2004). A unifying view of the basis of social cognition. *Trends in Cognitive Sciences*, **8**(9), 396–403.

Gergely, G. and Csibra, G. (2003). Teleological reasoning in infancy: The naïve theory of rational action. *Trends in Cognitive Sciences*, **7**, 287–292.

Gergely, G. and Watson, J. (1996). The social biofeedback model of parental affect-mirroring. *International Journal of Psycho-Analysis*, **77**, 1181-1212.

Gergely, G. and Watson, J. (1999). Early social-emotional development: Contingency perception and the social biofeedback model. In P. Rochat (Ed.), *Early Social Cognition: Understanding Others in the First Months of Life* (pp. 101-137). Hillsdale, NJ: Erlbaum.

Gidycz, C. A., Hanson, K. and Layman, M. J. (1995). A prospective analysis of the relationships among sexual assault experiences: an extension of previous findings. *Psychology of Women Quarterly*, **19**,5–29.

Gilligan, J. (1997). *Violence: Our Deadliest Epidemic and its Causes.* New York: Grosset/Putnam.

Gunderson, J. G. (1996). The borderline patient's intolerance of aloneness: Insecure attachments and therapist availability. *American Journal of Psychiatry*, **153**(6), 752–758.

Gunderson, J. G. (2001). *Borderline Personality Disorder: A Clinical Guide.* Washington, DC: American Psychiatric Publishing.

Gunderson, J. G., Bender, D., Sanislow, C., Yen, S., Rettew, J. B., Dolan-Sewell, R. *et al.* (2003). Plausibility and possible determinants of sudden fremissions'in borderline patients. *Psychiatry*, **66**(2), 111-119.

Gurvits, I. G., Koenigsberg, H. W. and Siever, L. J. (2000). Neurotransmitter dysfunction in patients with borderline personality disorder. *Psychiatric Clinics of North America*, **23**(1), 27-40, vi.

Hayes, S. C., Follette, V. M. and Linehan, M. (Eds.). (2004). *Mindfulness and Acceptance: Expanding the Cognitive Behavioral Tradition.* New York: Guilford.

Hopkins, J. (1992). Psychoanalysis, interpretation, and science. In J. Hopkins and A. Saville (Eds.), *Psychoanalysis, Mind and Art: Perspectives on Richard Wollheim* (pp. 3–34). Oxford: Blackwell.

Keller, M. B., Lavori, P. W., Mueller, T. I., Endicott, J., Coryell, W., Hirschfeld, R. M. *et al.* (1992). Time to recovery, chronicity, and levels of psychopathology in major depression. A 5-year prospective follow-up of 431 subjects. *Archives of General Psychiatry*, **49**, 809–816.

Kernberg, O. F. (1987). Borderline personality disorder: A psychodynamic approach. *Journal of Personality Disorders*, **1**, 344-346.

Kohut, H. (1971). *The Analysis of the Self.* New York: International Universities Press.

Koren-Karie, N., Oppenheim, D., Dolev, S., Sher, S. and Etzion-Carasso, A. (2002). Mother's insightfulness regarding their infants internal experience: Relations with maternal sensitivity and infant attachment. *Developmental Psychology*, **38**, 534-542.

Lambert, M., Bergin A. E. and Garfield, S. (2004). Introduction and historical overview. In M. Lambert (Ed.), *Bergin and Garfield's Handbook of Psychotherapy and Behavior Change* (pp. 3-15). New York: Wiley.

Lieb, K., Zanarini, M. C., Schmahl, C., Linehan, M. M. and Bohus, M. (2004). Borderline personality disorder. *Lancet*, **364**(9432), 453–461.

Linehan, M. (1986). Suicidal people: One population or two? *Annals of New York Academy of Science*, **487**, 16–33.

Linehan, M., Comptois, K. A., Brown, M. Z., Reynolds, S. K., Welch, S. S., Sayrs, J. H. R. et al. (2002). *DBT versus nonbehavioral treatment by experts in the community: Clinical outcomes.* Paper presented at the Symposium presentation for the Association for the Advancement of Behavior Therapy, Reno, NV. Seattle: University of Washington.

Linehan, M.M. (1987). Dialectical behavioural therapy: A cognitive behavioural approach to parasuicide. *Journal of Personality Disorders*, **1**, 328–333.

Linehan, M. M., Armstrong, H. E., Suarez, A., Allmon, D. and Heard, H. (1991). Cognitive-behavioural treatment of chronically parasuicidal borderline patients. *Archives of General Psychiatry*, **48**, 1060–1064.

Livesley, W. J. (2003). *Practical Management of Personality Disorder.* New York: Guilford.

Lochman, J. and Dodge, K. (1994). Social cognitive processes of severely violent, moderately aggressive, and nonaggressive boys. *Journal of Consulting and Clinical Psychology*, **62**, 366-374.

Lyons-Ruth, K. (1996). Attachment relationships among children with aggressive behavior problems: The role of disorganized early attachment patterns. *Journal of Consulting and Clinical Psychology*, **64**, 64-73.

Marcel, A. (2003). The sense of agency: Awareness and ownership of action. In J. Roessler and N. Eilan (Eds.), *Agency and Self-Awareness* (pp. 48–93). New York: Oxford University Press.

McCallum, M. and Piper, W. E. (1996). Psychological mindedness. *Psychiatry*, **59**(1), 48-64.

Meares, R. (2000). *Intimacy and Alienation: Memory, Trauma and Personal Being.* London: Routledge.

Meares, R. and Hobson, R. F. (1977). The persecutory therapist. *British Journal of Medical Psychology*, **50**, 349–359.

Meins, E., Fernyhough, C., Wainwright, R., Das Gupta, M., Fradley, E. and Tuckey, M. (2002). Maternal mind-mindedness and attachment security as predictors of theory of mind understanding. *Child Development*, **73**, 1715-1726.

Nelson, E. E., Leibenluft, E., McClure, E. B. and Pine, D. S. (2005). The social re-orientation of adolescence: a neuroscience perspective on the process and its relation to psychopathology, *Psychological Medicine*, **35**, 163–174.

Nickell, A.D., Waudby, C. J. and Trull, T. J. (2002). Attachment, parental bonding and borderline personality disorder features in young adults. *Journal of Personality Disorder*, **16**(2), 148–159.

Ogden, T. (1985). On potential space. *International Journal of Psycho-Analysis*, **66**, 129–141.

Paris, J. (2000). Childhood precursors of borderline personality disorder. *Psychiatric Clinics of North America*, **23**(1), 77-88, vii.

Paris, J. (2004). Is hospitalization useful for suicidal patients with borderline personality disorder? *Journal of Personality Disorder*, **18**(3), 240–247.

Patrick, M., Hobson, R. P., Castle, D., Howard, R. and Maughan, B. (1994). Personality disorder and the mental representation of early social experience. *Developmental Psychopathology*, **6**, 375–388.

Phelps, E. A. and LeDoux, J. E. (2005). Contributions of the amygdala to emotion processing: From animal models to human behavior. *Neuron*, **48**(2), 175–187.

Preston, S. D. and de Waal, F. B. (2002). Empathy: Its ultimate and proximate bases. *Behavioral & Brain Sciences*, **25**(1), 1-20; discussion 20-71.

Russell, D. E. H. (1986). *The Secret Trauma: Incest in the Lives of Girls and Women.* New York:

Basic Books.
Ryle, A. (2004). The contribution of cognitive analytic therapy to the treatment of borderline personality disorder. *Journal of Personality Disorder*, **18**(1), 3–35.
Sack, A., Sperling, M. B., Fagen, G. and Foelsch, P. (1996). Attachment style, history, and behavioral contrasts for a borderline and normal sample. *Journal of Personality Disorder*, **10**, 88–102.
Sanislow, C. A., Grilow, C. M. and McGlashan, T, H. (2000). Factor analysis of DSM-III-R borderline personality criteria in psychiatric inpatients. *American Journal of Psychiatry*, **157**, 1629-1633.
Sayar, K., Ebrinc, S. and Ak, I. (2001). Alexithymia in patients with antisocial personality disorder in a military hospital setting. *Israel Journal of Psychiatry Related Science*, **38**(2), 81–87.
Shea, M. T., Stout, R. L., Yen, S., Pagano, M. E., Skodol, A. E., Morey, L. C. *et al.* (2004). Associations in the course of personality disorders and Axis I disorders over time. *Journal of Abnormal Psychology*, **113**(4), 499–508.
Silk, K. R. (2000). Borderline personality disorder. Overview of biologic factors. *Psychiatric Clinics of North America*, **23**(1), 61–75.
Slade, A., Grienenberger, J., Bernbach, E., Levy, D. and Locker, A. (2005). Maternal reflective functioning, attachment, and the transmission gap: A preliminary study. *Attachment & Human Development*, **7**(3), 283-298.
Solomon, J. and George, C. (1999). *Attachment Disorganization.* New York: Guilford.
Spillius, E. B. (1992). Clinical experiences of projective identification. In R. Anderson (Ed.), *Clinical Lectures on Klein and Bion* (pp. 59–73). London: Routledge.
Sroufe, L. A. (2005). Attachment and development: A prospective, longitudinal study from birth to adulthood. *Attachment & Human Development*, **7**(4), 349–367.
Stanley, B., Gameroff, M. J., Michalsen, V. and Mann, J. J. (2001). Are suicide attempters who self-mutilate a unique population? *American Journal of Psychiatry*, **158**(3), 427-432.
Steimer-Krause, E., Krause, R. and Wagner, G. (1990). Interaction regulations used by schizophrenic and psychosomatic patients: Studies on facial behavior in dyadic interactions. *Psychiatry*, **53**(3), 209–228.
Stone, M. H. (1990). *The Fate of Borderline Patients: Successful Outcome and Psychiatric Practice.* New York: Guilford Press.
Teasdale, J. D., Segal, Z. V., Williams, J. M. G., Ridgeway, V. A., Soulsby, J. M. and Lau, M. A. (2000). Prevention of relapse/recurrence in major depression by Mindfulness-Based Cognitive Therapy. *Journal of Consulting and Clinical Psychology*, **68**, 615–623.
Trull, T. J. (2001). Structural relations between borderline personality disorder features and putative etiological correlates. *Journal of Abnormal Psychology*, **110**(3), 471-481.
Trull, T. J., Sher, K. J., Minks-Brown, C., Durbin, J. and Burr, R. (2000). Borderline personality disorder and substance use disorders: A review and integration. *Clinical Psychology Review*, **20**(2), 235–253.
Tyrer, P. and Bateman, A. (2004). Drug treatments for personality disorders. *Advances in Psychiatric Treatment*, **10**, 389–398.
Verheul, R., van den Bosch, L., Koeter, M., de Ridder, M., Stijnen, T. and van den Brink, W. (2003). Dialectical behaviour therapy for women with borderline personality disorder: 12-month, randomised clinical trial in The Netherlands. *British-Journal-of-Psychiatry*, **182**(2), 135-140.
Vermote, R., Vertommen, H., Corveleyn, J., Verhaest, Y., Franssen, M. and Peuskens, J. (2003). *The Kortenberg-Louvain Process-Outcome Study.* Paper presented at the IPA Congress, Toronto.

Watson, J. S. (2001). Contingency perception and misperception in infancy: Some potential implications for attachment. *Bulletin of the Menninger Clinic*, **65**, 296–320.
Wicker, B., Keysers, C., Plailly, J., Royet, J. P., Gallese, V. and Rizzolatti, G. (2003). Both of us disgusted in my insula: The common neural basis of seeing and feeling disgust. *Neuron*, **40**(3), 655–664.
Winnicott, D. W. (1956), Mirror role of mother and family in child development. In D. W. Winnicott (Ed.), *Playing and Reality* (pp. 111-118). London: Tavistock.
Winnicott, D. W. (1967). Mirror-role of the mother and family in child development. In P. Lomas (Ed.), *The Predicament of the Family: A Psycho-Analytical Symposium* (pp. 26–33). London: Hogarth Press.
Winnicott, D. W. (1971). *Playing and Reality.* London: Tavistock.
Wollheim, R. (1995). *The Mind and its Depths*. Cambridge, MA: Harvard University Press.
Zanarini, M. C., Frankenburg, F. R., Hennen, J. *et al.* (2005). Psychosocial functioning of borderline patients and Axis II comparison subjects followed prospectively for six years. *Journal of Personality Disorder*, **19**, 19–29.
Zanarini, M. C., Frankenburg, F. R., Hennen, J., Reich, D. B. and Silk, K. R. (2004). Axis I comorbidity in patients with borderline personality disorder: 6-year follow-up and prediction of time to remission. *American Journal of Psychiatry*, **161**(11), 2108–2114.
Zanarini, M. C., Frankenburg, F. R., Hennen, J. and Silk, K. R. (2003). The longitudinal course of borderline psychopathology: 6-year prospective follow-up of the phenomenology of borderline personality disorder. *American Journal of Psychiatry*, **160**(2), 274–283.
Zanarini, M. C., Williams, A. A., Lewis, R. E., Reich, D. B., Vera, S. C., Marino, M. F. *et al.* (1997). Reported pathological childhood experiences associated with the development of borderline personality disorder, *American Journal of Psychiatry*, **154**, 1101-1106.
Zlotnick, C., Mattia, J. and Zimmerman, M. (2001). Clinical features of survivors of sexual abuse with major depression. *Child Abuse and Neglect*, **25**(3), 357–367.

監訳者あとがき

「随分と長い時間が経ってしまったなぁ」、これが現在の偽らざる心境である。

　本書は、Bateman, A. and Fonagy, P. *Mentalization-Based Treatment for Borderline Personality Disorder: A Practical Guide.* Oxford University Press, Oxford, 2006. の全訳である。同じ著者による先発書である『メンタライゼーションと境界パーソナリティ障害——MBTが拓く精神分析的精神療法の新たな展開——』（岩崎学術出版社）の姉妹編といってよい。

　実は今回訳した本は対象を境界性パーソナリティ障害（BPD）に絞った初版であり、本国では2016年に対象をBPDからその他のパーソナリティ障害にまで拡げた新版が出ている。通常は新版が出ればそちらの訳出に切り替えるのが妥当なのかもしれないが、それでも監訳者である私も含めた訳者一同がこの本の翻訳出版を実現させようとしたのには理由がある。

　その理由については著者であるベイトマンとフォナギー自身が、本書の「はしがき」で触れている。引用してみよう。

> 『メンタライゼーションと境界パーソナリティ障害——MBTが拓く精神分析的精神療法の新たな展開——』……の内容の長さ、深さ、幅広さにかかわらず、臨床家は別の物を求めていることがすぐ明らかになった。……そのため私たちは、前著の手頃な手引書となるような、より簡潔で実践的な解説書を書くことにした。（本書 p.xi）

　ここにそのすべての答えがある。つまり、メンタライゼーション理論およびその臨床実践としてのMBTという輸入文化を、単に机上の理論としてだけでなく、我が国での臨床実践に本格的に導入していくためには、私たちにも「手頃」で「簡潔」かつ「実践的」なガイドブックが必要なのである。新版は対象を拡げ、内容にも変更が加えられているため、ページ数も膨大に膨れ上がり、残念ながら「手頃な手引書」とはいい難いものになってしまっている。もちろん、MBTをより深く学びたいという方には是非、新版の原書を取り寄せて目

を通していただきたいと願ってはいるが，ともあれ，本書は，日本においてようやく芽生えてきたMBTという双葉を，日本に居て日本語で日々の臨床実践を行っている私たちが，何とかこれを枯らすことなく立派な本葉へと育てていくための「手頃な手引書」としての役割を背負って世に放たれる。

したがって，本書の役割，あるいは位置づけは極めて明確である。すなわち，本書はメンタライゼーションの理論書と皆さんの臨床実践（ロールプレイ）との間を繋ぐ，橋渡し的な機能をもった著作ということになる。既にメンタライゼーションもしくはMBTの理論書は日本語で読めるものが五指を超えている。更に私たちは2017年に日本メンタライゼーション研究会という組織を発足させ，2019年には開発者であるベイトマンとフォナギーを講師としたアナ・フロイトセンター公認のMBT基礎トレーニングの日本開催も実現させた（これは2020年にも開催することが決まっている）。また，日本メンタライゼーション研究会が主催している訳ではないが，本研究会の運営委員が自主的に開催しているワークショップでも積極的にロールプレイが取り入れられている。

本書は，理論書でメンタライゼーションの世界に触れた人が，次にそれを自分の臨床の中で実践していこうとするとき，あるいは一足先にMBTの臨床トレーニングの世界に飛び込んではみたものの実際にロールプレイをしてみてどうにもよくわからない壁にぶつかったとき，そんなときにこそ紐解かれることを待ち詫びている書物なのである。もちろん，さまざまな事情でMBTを独学せざるを得ないという読者にも本書はきっと優しく微笑んでくれるに違いない。

さて，本書成立の事情について記しておこう。本書の翻訳は東京国際大学大学院で狩野力八郎先生の教えを受けた臨床心理士を中心に構成された東京メンタライゼーション研究会の有志によってなされている。訳者の1人である菊池さんから本書の翻訳出版の相談を受けたのは2013年3月のことであった。岩崎学術出版社との交渉を経て，実際に出版企画が動き出したのは2013年6月のことで，当初は，狩野先生の翻訳監修に私の監訳という形で進められていた。

狩野先生と私は本書の翻訳に関する大まかな打ち合わせを1度行った。狩野先生はご病気でだいぶお仕事を制限されていたが，本書の監修者序文を書くことについては前向きな気持ちでおられた。大変残念なことに2015年4月に狩野先生は鬼籍に入られた。私は狩野先生が仕事場に遺された荷物の整理を少々お手伝いする立場にあったので，もしかしたらどこからか完成した本書の監修者序文が出てくるのではないか，とこころのどこかで期待していたのだが，そ

れらしきものはついにみつからなかった。本書を訳した5人にとって本当に読みたかったのは，私のこのあとがきなどではなく，恩師である狩野先生の言葉であったろうから，そのことを思うと，なんとも申し訳ない気持ちになる。ただ，狩野先生が真摯に監修者序文に取り組もうとされていたという事実だけはここにこうして書き記しておきたい。

その後，訳者の5人から訳稿を受け取ったのが2016年5月であった。そこから正式出版までに更に3年以上の月日を要してしまったのは偏に監訳者である私の怠慢による。その代わりといっては何だが，誤訳は可能な限り排したと思っているので，それをもってお詫びとさせていただきたい。

訳語の選定に当たっては基本的に訳者グループの意向を尊重したが，従来「ごっこモード」と訳していたpretend modeに関しては，今回の翻訳を機に「プリテンド・モード」というカタカナ表記に改めた。これはフォナギーが，庭で四つ脚の椅子を横倒しにして「戦車ごっこ」に興じている息子をみていて着想した概念で，こころ（空想）と現実とが切り離され，一切の接触を保っていない状態を意味している。したがって，本来であれば「乖離モード dissociative mode」とか「離脱モード detachment mode」といった呼称の方が適切であると私は常々思ってきた。2019年3月の来日時にフォナギー自身に確認した際にも，ここでのpretendにいまは「pretend play（ごっこ遊び／ふり遊び）」の意味を持たせてはいないといっていたので，今回の翻訳を機にpretendに特別な意味を持たせることは辞めることとした。

最後になるが，本訳書の成立には日本メンタライゼーション研究会運営委員諸氏の有形無形のお力をお借りしている。そのことに厚く御礼申し上げたい。出版を引き受けてくださった岩崎学術出版社の長谷川純さんと実際の編集作業に当たられた鈴木大輔さんにも感謝申し上げたい。そして，今回の出版のために「日本語版への序文」をお寄せいただいたアンソニー・ベイトマン教授と，「初版ではなくて新版を出しなさい。新版になら序文を書こうじゃないか」といい続けたベイトマン先生を口説き落とした上地雄一郎先生に感謝申し上げる。

本書が皆さんのMBTライフを勉強机の上から面接室へと変えるものになることを願っている。

2019年8月
突然の猛暑の襲来に療養中の寒がりになった師を想い出しながら

池田 暁史

索　引

あ行

愛着　6, 34, 93
　　安定型──　15
　　不安定型──　15
　　無秩序型──　15
愛着外傷　13
愛着関係　20, 78, 174, 178
愛着システム　120
　　──の過活性　11
愛着理論　12
アセスメント　39, 66, 88, 89
アップルバウム Applebaum, S. A.　6
アルコール　50
アレン Allen, J. G.　3, 4, 7, 10
安全基地　28, 93
行き詰まり　141
医原性　157, 183
医原性の害　34, 121
移行空間　9
意識　111
一時停止　110, 142
いま，ここで　116, 135
意味形成　8
陰性治療反応　108
ウィニコット Winnicott, D. W.　9, 12, 16
映し返し　12, 16
　　有標の──　16
うつ病

　　治療抵抗性慢性──　9
埋め草的言葉　132
エナクトメント　105, 115, 152, 182
エフォートフル・コントロール　15
遠距離型　68, 89, 93
オグデン Ogden, T.　9
オッペンハイム Oppenheim, D.　7

か行

外在化　13, 28, 95
解釈　148
解釈的メンタライジング　120, 127, 145, 146, 154
外傷　8, 86
外的現実　8
介入　117, 119
解離　8
覚醒水準　11, 20
家族療法　178
可能性空間　9
ガレス Gallese, V.　5
寛解　31
患者─治療者関係　175
感情の精緻化　134
危機対応　57
疑似メンタライジング　23, 81, 138
疑似メンタライゼーション　75, 78, 79, 93, 115
　　過活動──　79
　　侵入的──　79

破壊的に不正確な―― 80
基本的メンタライジング 120, 121, 136,
　　　142, 145, 168
逆転移 106
　　　――反応 59
境界侵犯 95, 140
境界性パーソナリティ障害 11, 12, 18,
　　　26, 31
共感 4, 119, 121, 129
共同注意 100
ギリガン Gilligan, J. 28
近距離型 68, 89, 91
空想 182
具象性 8
具象的思考 14
具象的理解 22
具象的理解 75, 81, 84
ゲルゲイ Gergely, G. 12
攻撃者への同一化 13
肯定的メンタライジング 132
行動主体 17
心の理論 19
個人療法 43
「ごっこ」遊び 78
コフート Kohut, H. 16
コンテインメント 12

さ行

再保証 129
士気
　　　チームの―― 60
志向姿勢 6
志向的精神状態 2
自己開示 182
自己表象 12
自殺 15, 27, 144
自殺企図 122
支持 119, 121, 129

支持的療法 175
自傷 15, 122
シミュレーション 5
重症パーソナリティ障害 30, 84
集団療法 43, 48, 141, 157
集中的外来治療 46
象徴化 8
情動覚醒 78
情動の嵐 92, 97
知らないという姿勢 101, 131, 191
心的外傷 13, 19
心的決定論 6
心的等価 14, 108, 124, 149, 152
心的等価モード 8, 21, 22, 27, 28, 81,
　　　191
心的表象 9
心理教育 43, 158
心理的資質 6
スーパーヴィジョン 59
随伴性理論 12
スタンレー Stanley, B. 28
ステイマー＝クラウス Steimer-krause,
　　　E. 4
ストーン Stone, M. H. 35
スピリチュアリティ 32
スプリッティング 60
スレイド Slade, A. 15
制限つきラベリング 145
成人アタッチメント面接 69
精神疾患 9
精神分析 6
精神力動的精神療法 33
精緻化 148
ゼキ Zeki, S. 20
禅 176
前意識 183

た行

立ち止まり　　135, 140, 166
脱感作
　　外傷記憶の——　　10
妥当化　　32, 176
探索　　123, 142
挑戦　　121, 136
治療同盟　　108
定式化　　52
デイホスピタル　　45, 158
デネット　Dennett, D.　　2
デ・ワール　de Waal, F. B.　　5
転移　　37, 108, 151
転移解釈　　154, 192
　　MBTの——　　152
転移焦点化精神療法　　33
転移トレーサー　　89, 146, 191
転移のメンタライジング　　119, 120, 127, 156
同一性拡散　　18
投影同一化　　12
　　喚起的——　　17
動機づけ　　129, 168
洞察　　183

な行

内的現実　　8
内的作業モデル　　18, 22
ナラティブ　　158
認知行動療法　　7
認知療法　　174

は行

バートルズ　Bartels, A.　　20
パイパー　Piper, W. E.　　6
恥
　　自我が破壊されるような——　　28

母親　　177
非意識的側面
　　メンタライジングの——　　4
被虐待児　　19
非定型抗精神病薬　　33
非メンタライジング　　71, 75
表象　　111
　　一次——　　108
　　二次——　　108
　　メタ——　　108
不安　　9
フォローアップ　　63
復讐空想　　126
不適切な養育　　26, 86
フラッシュバック　　8, 10
プリテンド・モード　　8, 21, 23, 27, 78, 94, 112, 183, 191
プレイフル　　13, 29, 192
プレストン　Preston, S. D.　　5
プロセス　　117
文脈特異的
　　——なメンタライゼーションの失敗　　77
分離不安　　13
弁証法的行動療法　　7, 32, 33, 176
防衛　　150
暴力　　28
ボウルビー　Bowlby, J.　　12
保証　　129

ま行

マインドブラインドネス　　10
マインドフルネス　　7, 176
マインドマインデッドネス　　6
巻き戻し　　110, 123, 125, 142, 166
マッカラン　McCallun, M.　　6
見捨てられ恐怖　　149
ミラーニューロン　　5

無秩序型愛着　　12
明確化　　133
明示的メンタライジング　　158
メイン Meins, E.　　7
メンタライジング　　1, 32, 34
　疑似――　　71
　具象的――　　71, 82
　明示的――　　46, 157
　黙示的――　　46, 157
メンタライズされた感情状態　　108
メンタライズされた感情認識　　4
メンタライズ的姿勢　　101
メンタライゼーション　　1, 13, 32, 78
　疑似――　　8
　――の誤用　　80, 84, 86, 87
　――の失敗　　10
　――の制止　　20
　よい――　　72
黙示的メンタライジング　　164
黙示的メンタライゼーション　　4
目的論モード　　14, 21, 24, 28, 58, 113

や行

薬物　　50
薬物療法　　57
有標　　12
夢　　183
養育者　　178
よそ者的自己　　12
よそ者的部分
　自己の――　　27

ら・わ行

リフレクション　　73, 104, 113, 119, 158
リフレクティブ機能　　18
ワトソン Watson, J.　　12

アルファベット

SSRI　　33

監訳者略歴

池田 暁史（いけだ　あきふみ）
1972年　山形県に生まれ，雪の厳しさと温かさに育まれながら過ごす
1999年　東京大学医学部卒業，東京大学医学部精神神経科入局
2003年　杏林大学医学部精神神経科学教室助教
2011年　文教大学人間科学部臨床心理学科准教授
専　攻　精神分析，力動精神医学
現　職　文教大学人間科学部臨床心理学科教授／精神分析的精神療法個人開業
著訳書　自我心理学の新展開（分担執筆，ぎょうせい）
　　　　米国クライン派の臨床（共訳，岩崎学術出版社）
　　　　メンタライゼーション・ハンドブック（訳，岩崎学術出版社）
　　　　精神分析になじむ――狩野力八郎著作集1（共編，金剛出版）他

訳者略歴

東 啓悟（あずま　けいご）
1985年　埼玉県に生まれる
2019年　東京国際大学大学院臨床心理学研究科博士課程後期修了
　　　　博士（心理学）
専　攻　臨床心理学，精神分析的心理療法
現　職　精神科クリニック，東京都公立学校スクールカウンセラー
担当章　4章，7章，9章

奥野 大地（おくの　だいち）
1979年　長野県に生まれる
2005年　米ペンシルバニア州立大学心理学科卒業 B.S.
2007年　東京国際大学大学院臨床心理学研究科博士課程前期修了
専　攻　臨床心理学，メンタライゼーション
現　職　医療法人弥生会　熊谷神経クリニック，熊谷市子ども課育児相談業務受託，NPO法人あいだ副代表理事
担当章　1章，2章

菊池 裕義（きくち　ひろよし）
1976年　埼玉県に生まれる
2005年　東京国際大学大学院臨床心理学研究科博士課程前期修了
　　　　横浜相原病院心理療法科
2011年　千葉県に入職
2012年　東京国際大学大学院臨床心理学研究科博士課程後期修了
　　　　博士（心理学）
専　攻　臨床心理学，メンタライゼーション
現　職　銚子児童相談所診断指導課児童心理司
訳　書　メンタライゼーションと境界パーソナリティ障害（共訳，岩崎学術出版

　　　　　社)
担当章　はしがき，序文，5章，6章，8章

五町 恵（ごちょう　めぐみ）
2012年　東京国際大学大学院臨床心理学研究科博士課程前期修了
専　攻　臨床心理学，精神分析的心理療法
現　職　総合病院小児科
担当章　3章

舘岡 達矢（たておか　たつや）
1986年　秋田県に生まれる
2011年　東京国際大学大学院臨床心理学研究科博士課程前期修了
専　攻　臨床心理学，心理査定
現　職　サンメディカル船橋クリニック，東京都公立学校スクールカウンセラー，
　　　　私設カウンセリングルーム
担当章　8章，10章，11章

東京メンタライゼーション研究会
　本書は東京メンタライゼーション研究会の活動の一環として，同研究会のメンバーである上記訳者たちが翻訳に携わった。東京メンタライゼーション研究会は東京国際大学大学院にて故狩野力八郎先生の下で学んだ臨床心理士を中心に構成されている。2009年に菊池裕義が創設し，現在は東啓悟が代表を務める。

メンタライゼーション実践ガイド
——境界性パーソナリティ障害へのアプローチ——

ISBN 978-4-7533-1155-2

池田 暁史　監訳

2019 年 9 月 24 日　初版第 1 刷発行

印刷・製本 ㈱太平印刷社
発行 ㈱岩崎学術出版社　〒101-0062 東京都千代田区神田駿河台 3-6-1
発行者　杉田 啓三
電話 03(5577)6817　FAX 03(5577)6837
©2019　岩崎学術出版社
乱丁・落丁本はお取替えいたします　検印省略

メンタライゼーション・ハンドブック──MBTの基礎と臨床
J・G・アレン／P・フォナギー編　狩野力八郎監修　池田暁史訳

周辺諸理論まで包含した，多面的かつエビデンスに基づく治療理論

●A5・472ページ　●本体5,000円

●目次

第1章　メンタライジングの実践　第2章　精神分析的視座からみたメンタライジング：どこが新しいのか？　第3章　社会発達に対するメンタライゼーションに焦点付けたアプローチ　第4章　児童の障害におけるメンタライジングの問題　第5章　外傷を受けた境界パーソナリティ障害患者におけるメンタライジングと内的対象関係に関する神経生物学的視　第6章　メンタライゼーションに基づく治療と伝統的な精神療法とを統合することで，共通点を求め，行動主体を促進する　第7章　認知行動療法がメンタライジングを促進する　第8章　弁証法的行動療法スキルトレーニングと肯定心理学を通してメンタライジング能力を強化する　第9章　メンタライジングと境界パーソナリティ障害　第10章　短期メンタライゼーションおよび関係療法（SMART）：児童と青年に対する統合的家族療法　第11章　メンタライゼーションに基づく療法における精神科レジデントの訓練　第12章　危機にある専門家の治療：メンタライゼーションに基づく特別入院プログラム　第13章　心理教育を通してメンタライジングを強化する　第14章　赤ん坊にこころを向ける：メンタライゼーションに基づく養育プログラム　第15章　暴力的な社会システムを非暴力的なメンタライジング・システムへと変形すること：学校における実験　第16章　メンタライジングは回復弾性を促進するのか？　終章　メンタライゼーションについて考える

この本体価格に消費税が加算されます。定価は変わることがあります。

精神力動的精神療法──基本テキスト
G・O・ギャバード著　狩野力八郎監訳　池田暁史訳
米国精神分析第一人者による実践的テキスト。ヴィネット収録のDVD付き

●A5・256ページ　●本体5,000円

●目次
第1章 主要概念　第2章 査定，適応，そして定式化　第3章 精神療法の勘所　第4章 治療的介入──治療者は何をいい，何をするのか？　第5章 目標と治療作用　第6章 抵抗に取り組む　第7章 力動的精神療法における夢と空想の使用　第8章 逆転移を見定め，取り組む　第9章 やり通すこと，そして終結　第10章 スーパービジョンの使用　第11章 長期精神力動的精神療法における中核能力を評価する

●「訳者あとがき」より

本書は，いわば米国精神分析界の第一人者による精神力動的精神療法の基本テキストである。本来は，米国で精神科専門医を目指すレジデントのために企画された精神療法の入門書の中の1冊なのだが，著者自身が冒頭で記しているように，精神科医のみならず，心理職，ソーシャルワーカーから看護師まで，精神分析に方向付けられた精神療法を学び始めた，あるいはこれから学ぼうとしているすべての人にとって「最初に読むべき本」として機能することを願って書かれた本である。本書を訳した立場として，一言述べれば，著者の願いは充分に達成されていると思う。精神力動的精神療法の基本概念，そして実際に患者と出会うところから治療を終結するまでの治療手順，さらには精神力動的精神療法の訓練および評価についての留意点に至るまで，臨床実践としての精神力動的精神療法の要点が実にコンパクトにまとめられた良書であると思う。

この本体価格に消費税が加算されます。定価は変わることがあります。

境界性パーソナリティ障害治療ハンドブック
J.G. ガンダーソン著　黒田章史訳
実用的かつ実際的なケース・マネジメントの実践法を詳説　●本体3,800円

治療者と家族のための境界性パーソナリティ障害治療ガイド
黒田章史著
家族とともに反復トレーニングで治すBPD　●本体2,300円

精神力動的サイコセラピー入門──日常臨床に活かすテクニック
S・F・アッシャー著　岡野憲一郎監訳　重宗祥子訳
治療構造や臨床技術を重視した基本的入門書　●本体3,000円

精神分析が生まれるところ──間主観性理論が導く出会いの原点
富樫公一著
「人が人と出会うところにすべてが生まれる」という視座　●本体3,200円

精神分析的アプローチの理解と実践──アセスメントから介入の技術まで
吾妻壮著
精神分析に魅力を感じている臨床家の実践の助けに　●本体3,000円

精神分析新時代──トラウマ・解離・脳と「新無意識」から問い直す
岡野憲一郎著
精神分析の前提に一石を投じる　●本体3,200円

連続講義　精神分析家の生涯と理論
大阪精神分析セミナー運営委員会編
分析家の生涯と思想を,日本の研究者が語る　●本体3,800円

精神科医の思春期子育て講義
皆川邦直著
思春期精神医学の草分けによる母親への連続講義集　●本体2,000円

成人アタッチメントのアセスメント──動的・成熟モデルによる談話分析
P・M・クリテンデン,A・ランディーニ著　三上謙一監訳
動的な発達観に基づく将来性の高いアセスメント技法　●本体5,500円

この本体価格に消費税が加算されます。定価は変わることがあります。